Eberhard Böhme

Psychiatrie in Südbrandenburg von 1988 bis 2000

Eberhard Böhme

Psychiatrie in Südbrandenburg von 1988 bis 2000

Die Entwicklung der psychiatrischen Versorgung am Beispiel des damaligen Bezirksfachkrankenhauses Lübben

Südwestdeutscher Verlag für Hochschulschriften

Impressum/Imprint (nur für Deutschland/only for Germany)
Bibliografische Information der Deutschen Nationalbibliothek: Die Deutsche Nationalbibliothek verzeichnet diese Publikation in der Deutschen Nationalbibliografie; detaillierte bibliografische Daten sind im Internet über http://dnb.d-nb.de abrufbar.
Alle in diesem Buch genannten Marken und Produktnamen unterliegen warenzeichen-, marken- oder patentrechtlichem Schutz bzw. sind Warenzeichen oder eingetragene Warenzeichen der jeweiligen Inhaber. Die Wiedergabe von Marken, Produktnamen, Gebrauchsnamen, Handelsnamen, Warenbezeichnungen u.s.w. in diesem Werk berechtigt auch ohne besondere Kennzeichnung nicht zu der Annahme, dass solche Namen im Sinne der Warenzeichen- und Markenschutzgesetzgebung als frei zu betrachten wären und daher von jedermann benutzt werden dürften.

Verlag: Südwestdeutscher Verlag für Hochschulschriften GmbH & Co. KG
Heinrich-Böcking-Str. 6-8, 66121 Saarbrücken, Deutschland
Telefon +49 681 37 20 271-1, Telefax +49 681 37 20 271-0
Email: info@svh-verlag.de

Zugl.: Hannover, MHH, Diss. 2011

Herstellung in Deutschland:
Schaltungsdienst Lange o.H.G., Berlin
Books on Demand GmbH, Norderstedt
Reha GmbH, Saarbrücken
Amazon Distribution GmbH, Leipzig
ISBN: 978-3-8381-3052-1

Imprint (only for USA, GB)
Bibliographic information published by the Deutsche Nationalbibliothek: The Deutsche Nationalbibliothek lists this publication in the Deutsche Nationalbibliografie; detailed bibliographic data are available in the Internet at http://dnb.d-nb.de.
Any brand names and product names mentioned in this book are subject to trademark, brand or patent protection and are trademarks or registered trademarks of their respective holders. The use of brand names, product names, common names, trade names, product descriptions etc. even without a particular marking in this works is in no way to be construed to mean that such names may be regarded as unrestricted in respect of trademark and brand protection legislation and could thus be used by anyone.

Publisher: Südwestdeutscher Verlag für Hochschulschriften GmbH & Co. KG
Heinrich-Böcking-Str. 6-8, 66121 Saarbrücken, Germany
Phone +49 681 37 20 271-1, Fax +49 681 37 20 271-0
Email: info@svh-verlag.de

Printed in the U.S.A.
Printed in the U.K. by (see last page)
ISBN: 978-3-8381-3052-1

Copyright © 2012 by the author and Südwestdeutscher Verlag für Hochschulschriften GmbH & Co. KG and licensors
All rights reserved. Saarbrücken 2012

Inhalts-, Tabellen- und Abbildungsverzeichnis

Inhaltsverzeichnis

Kapitel	Inhalt	Seite
1	**Einleitung**	9
2	**Allgemeine Grundlagen**	12
2.1	Die Entwicklung von Verweildauern und Fallzahlen bundesweit 1988 - 2000	12
2.2.	DDR-Psychiatrie im ehemaligen Bezirk Cottbus bis 1990	13
2.2.1	Die Rodewischer Thesen	16
2.2.2	Die Realität der Patientenversorgung bis 1990 am Beispiel des Bezirksfachkrankenhauses Lübben	17
2.2.3	Die Kostenübernahmepraxis in der DDR	22
2.2.4	Die materiellen Grundlagen in Lübben bis 1992 (Bauzustand, Personalausstattung)	24
2.3.	Psychiatrie in Südbrandenburg nach der „Wende"	25
2.3.1	Die Motzerer Thesen	29
2.3.2	Die Realität der Patientenversorgung am Beispiel der Landesklinik Lübben im Jahr 2000	30
2.3.3	Die Kostenübernahmepraxis in Lübben 1990 - 2000	35
2.3.4	Die materiellen Grundlagen in Lübben ab 1992 (Bauzustand, personelle Ausstattung)	36
3	**Material und Methode**	40
3.1	Eingrenzen des Untersuchungsgegenstands	40
3.2	Entwicklung der Psychiatrischen Versorgungslandschaft in Südbrandenburg	40
3.3	Entwicklung am Bezirksfachkrankenhaus / Landesklinik Lübben 1988 - 2000	41
3.4.	Methodik der Datengewinnung	41

3.4.1	Das Krankenhausinformationssystem (KIS)	41
3.4.2	Das Archiv des Asklepios Fachklinikums Lübben	42
3.4.3	Das Brandenburgische Landeshauptarchiv	42
3.4.4	Interviews	43
3.5.	Aufbereitung der Daten	43
3.5.1	Klassifikation und Diagnosen	43
3.5.2	Umverschlüsselung von ICD-10 auf ICD-9	43
4	**Ergebnisse**	**44**
4.1.	Entwicklung von Fallzahlen und Nutzungsgrad in der Region (1992 - 2000) und der Lübbener Klinik (1988 – 2000)	44
4.1.1	Bezirksfachkrankenhaus/Landesklinik Lübben	44
4.1.1.1	Erwachsenenpsychiatrie Bezirksfachkrankenhaus/Landesklinik Lübben	44
4.1.1.2	Kinder- und Jugendpsychiatrie Bezirksfachkrankenhaus/ Landesklinik Lübben	46
4.1.2	Bezirkskrankenhaus/Carl-Thiem-Klinikum Cottbus	48
4.1.3	Psychiatrische Abteilung am Kreiskrankenhaus Finsterwalde/ Klinikum Elbe-Elster	50
4.1.4	Psychiatrische Abteilung am Bergmannskrankenhaus Klettwitz/ Krankenhaus Senftenberg/Klinikum Niederlausitz	52
4.1.5	Psychiatrische Abteilung am Krankenhaus Spremberg	54
4.1.6	Bezirksfachkrankenhaus/Landesklinik Teupitz	55
4.2	Der Wechsel des Klassifikationssystems in Lübben	57
4.3	Die Entwicklung der Schwerpunkte im Therapieangebot der Lübbener Erwachsenenpsychiatrie	57
4.4.	Entwicklung der häufigsten Diagnosen in der Lübbener Erwachsenenpsychiatrie	62
4.5.	Entwicklung der Schwerpunkte im Therapieangebot der Lübbener Kinder- und Jugendpsychiatrie	69

4.6		Entwicklung der häufigsten Diagnosen in der Lübbener Kinder- und Jugendpsychiatrie	70
5		**Diskussion**	76
5.1		Demographie und Versorgungssituation im Versorgungsgebiet Cottbus	76
5.2		Entwicklung der Therapieangebote in der Lübbener Erwachsenenpsychiatrie und ihr Einfluss auf die Verschlüsselungsgewohnheiten	79
5.3		Entwicklung der Therapieangebote in der Lübbener Kinder- und Jugendpsychiatrie und ihr Einfluss auf die Verschlüsselungsgewohnheiten	82
5.4		Kostenübernahmepraxis und Diagnosehäufigkeit: Beispiele aus der Lübbener Erwachsenen- und Kinder- und Jugendpsychiatrie	82
5.5		Die Umstellung von ICD-9 auf ICD-10 und ihre Auswirkungen auf die Kostenübernahmepraxis der Krankenkassen	84
5.6.		Diskussion der Methodik und Limitation der Untersuchung	84
5.6.1		Diskussion der Diagnoseerhebung	84
5.6.2		Zur Problematik der Hauptdiagnosen	87
5.6.3		Umverschlüsselung von ICD-10 auf ICD-9	87
6		**Zusammenfassung**	89
7		**Literaturverzeichnis**	91
8		**Anhang**	97
8.1		Abkürzungsverzeichnis	97
8.2		Schriftliche Befragung der südbrandenburgischen Kliniken 2001	99

Tabellen- und Abbildungsverzeichnis

Tabellenverzeichnis

Tabelle	Inhalt	Seite
1	Übersicht über die Aufteilung der Kliniken und Fachbereiche am Bezirksfachkrankenhaus Lübben 1988 und Vornutzung der ab 1991 zugekauften Gebäude	18
2	Aufteilung der Pflichtversorgungsbereiche in Südbrandenburg 1995	33
3	Aufteilung der Pflichtversorgungsbereiche in Südbrandenburg 1998	34
4	Übersicht über die Aufteilung der Kliniken und Fachbereiche am Bezirksfachkrankenhaus Lübben ab 1998	37
5	Struktur der Syndromgruppen Erwachsenenpsychiatrie Lübben 1988 - 2000	62
6	Struktur der Syndromgruppen Kinder- und Jugendpsychiatrie Lübben 1988 - 2000	73

Abbildungsverzeichnis

Abb.	Inhalt	Seite
1	Psychiatrische Verweildauer in Tagen im Vergleich Lübben (LN)/ Brandenburg (Brb)/Bundesrepublik Deutschland (BRD) 1988 – 2000	12
2	Fallzahl pro 1000 Einwohner Erwachsenenpsychiatrie im Verlauf 1988 bis 2000: Versorgungsgebiet Cottbus (VG CB)/Brandenburg (Brb)/ Bundesrepublik Deutschland (BRD)	12
3	Verwaltungspolitische Veränderungen in der DDR im Vergleich. Links: Länder 1947-1952 und rechts: Aufteilung in Bezirke und Kreise 1952 -1990	14
4	Das Bezirksfachkrankenhaus für Neurologie und Psychiatrie/Landesklinik Lübben vor Sanierungsbeginn am 18.05.1992	18
5	Geburtenrate in Brandenburg bzw. den DDR-Bezirken Cottbus, Potsdam und Frankfurt/Oder (Geburten x 1000) 1975 – 1996	26
6	Bevölkerungsentwicklung (Einwohner x 10.000) im Versorgungsgebiet Cottbus (Cottbus, Dahme-Spreewald, Elbe-Elster, Oberspreewald-Lausitz, Spree-Neiße) 1988 – 2000 unter Berücksichtigung der Einwohner der Altkreise des Bezirkes Cottbus bis 1991.	26
7	Geburtenrate im Versorgungsgebiet (VG) Cottbus 1974 – 1996 mit „Wendeknick" 1989 - 1991 unter Berücksichtigung der darin befindlichen Einwohner der Altkreise bis 1991.	27

8	Vollstationäre (VS) und teilstationäre (TS) Behandlungsplätze im Versorgungsgebiet Cottbus (Summe der Landeskliniken Lübben und Teupitz und der Psychiatrischen Abteilungen an den Krankenhäusern in Cottbus, Finsterwalde, Klettwitz und Spremberg) 1992 - 2000	27
9	Behandlungsfälle/Jahr (vollstationär: VS und teilstationär: TS) im Versorgungsgebiet Cottbus (Summe der Landeskliniken Lübben und Teupitz und der Psychiatrischen Abteilungen an den Krankenhäusern in Cottbus, Finsterwalde Klettwitz und Spremberg) 1992 – 2000	28
10	Durchschnittlicher Nutzungsgrad (vollstationäre Fallzahl/Planbett) im Versorgungsgebiet Cottbus (Summe der Landeskliniken Lübben und Teupitz und der Psychiatrischen Abteilungen an den Krankenhäusern in Cottbus, Finsterwalde Klettwitz und Spremberg) 1992 - 2000	29
11	Einwohnerzahl (Einwohner x 1000) im psychiatrischen Pflichtversorgungsbereich des Bezirksfachkrankenhauses/Landesklinik Lübben 1988 - 2000	34
12	Die Landesklinik Lübben nach der Sanierung 1998	36
13	Bettenzahl vollstationär (VS) und teilstationär (TS) Erwachsenenpsychiatrie am Bezirksfachkrankenhaus/Landesklinik Lübben 1988 - 2000	45
14	Fallzahl vollstationär Erwachsenenpsychiatrie am Bezirksfachkrankenhaus/ Landesklinik Lübben 1988 - 2000	45
15	Nutzungsgrad (Fallzahl/Bett) Erwachsenenpsychiatrie Bezirksfachkrankenhaus/Landesklinik Lübben 1988 – 2000	46
16	Bettenzahl Kinderneuropsychiatrie/Kinder- und Jugendpsychiatrie und -psychotherapie am Bezirksfachkrankenhaus/Landesklinik Lübben 1988 – 2000	46
17	Fallzahl Kinderneuropsychiatrie/Kinder- und Jugendpsychiatrie und -psychotherapie am Bezirksfachkrankenhaus/Landesklinik Lübben 1988 – 2000	47
18	Entwicklung der durchschnittlichen Verweildauer in der Kinder- und Jugendpsychiatrie im Vergleich Lübben (LN)/Brandenburg (Brb)/ Bundesrepublik Deutschland (BRD) 1988 – 2000	47
19	Nutzungsgrad Kinderneuropsychiatrie/Kinder- und Jugendpsychiatrie und -psychotherapie am Bezirksfachkrankenhaus/Landesklinik Lübben 1988 - 2000	48
20	Psychiatrische Bettenzahl (vollstationär: VS/teilstationär: TS) Bezirkskrankenhaus Cottbus – Nervenklinik/Carl-Thiem-Klinikum Cottbus – Klinik für Psychiatrie Psychotherapie und Psychosomatik 1988 – 2000	49

Inhalts-, Tabellen- und Abbildungsverzeichnis

21	Gesamtfallzahl (vollstationär: VS/teilstationär: TS) Bezirkskrankenhaus Cottbus – Nervenklinik/Carl-Thiem-Klinikum Cottbus – Klinik für Psychiatrie Psychotherapie und Psychosomatik 1988 – 2000	49
22	Nutzungsgrad Bezirkskrankenhaus Cottbus – Nervenklinik/Carl-Thiem-Klinikum Cottbus – Klinik für Psychiatrie Psychotherapie und Psychosomatik 1992 – 2000	50
23	Psychiatrische Bettenzahl vollstationär Psychiatrische Abteilung am Kreiskrankenhaus Finsterwalde/Klinikum Elbe-Elster 1992 - 2000	50
24	Fallzahl vollstationär Psychiatrische Abteilung am Kreiskrankenhaus Finsterwalde/Klinikum Elbe-Elster 1992 - 2000	51
25	Nutzungsgrad (Fallzahl/Bett) vollstationär Psychiatrische Abteilung am Kreiskrankenhaus Finsterwalde/Klinikum Elbe-Elster 1992 - 2000	51
26	Bettenzahl (vollstationär: VS/teilstationär: TS Psychiatrische Abteilung am Bergmannskrankenhaus Klettwitz/Klinikum Niederlausitz 1992 – 2000	52
27	Gesamtfallzahl (vollstationär: VS/teilstationär: TS) Psychiatrische Abteilung am Bergmannskrankenhaus Klettwitz/Klinikum Niederlausitz 1992 – 2000	53
28	Nutzungsgrad Psychiatrische Abteilung am Bergmannskrankenhaus Klettwitz/Klinikum Niederlausitz 1992 – 2000	53
29	Bettenzahl (vollstationär: VS/teilstationär: TS) Psychiatrische Abteilung am Krankenhaus Spremberg 1992 – 2000	54
30	Fallzahl (vollstationär: VS/teilstationär: TS) Psychiatrische Abteilung am Krankenhaus Spremberg 1992 – 2000	54
31	Nutzungsgrad (vollstationäre FZ/vollstationäres Bett) Psychiatrische Abteilung am Krankenhaus Spremberg 1992 – 2000	55
32	Bettenzahl (vollstationär: VS/teilstationär: TS) Landesklinik Teupitz - Klinik für Psychiatrie, Psychotherapie und Psychosomatik Teupitz 1992 – 2000	55
33	Gesamtfallzahl (vollstationär/teilstationär) Landesklinik Teupitz - Klinik für Psychiatrie, Psychotherapie und Psychosomatik Teupitz 1992 – 2000	56
34	Nutzungsgrad (vollstationäre FZ/vollstationäres Bett) Landesklinik Teupitz - Klinik für Psychiatrie, Psychotherapie und Psychosomatik 1992– 2000	56
35	Vergleich der Häufigkeit ausgewählter Hauptdiagnosen n. ICD-9 Erwachsenenpsychiatrie am Bezirksfachkrankenhaus/Landesklinik Lübben 1988 und 1998	62
36	Vergleich der Fallzahl häufiger (>10 Fälle) Hauptdiagnosen, geordnet nach Syndromübergruppen Erwachsenenpsychiatrie am Bezirksfachkrankenhaus/Landesklinik Lübben 1988 – 2000	63

37	Entwicklung Persönlichkeitsstörungen (301.x ICD-9) Erwachsenenpsychiatrie am Bezirksfachkrankenhaus/Landesklinik Lübben 1988 – 2000	63
38	Entwicklung alkoholassoziierter Störungsbilder Erwachsenenpsychiatrie am Bezirksfachkrankenhaus/Landesklinik Lübben 1988 - 2000	64
39	Fallzahl Alkoholentzugsdelir und Alkoholabhängigkeit im Vergleich Erwachsenenpsychiatrie am Bezirksfachkrankenhaus/Landesklinik Lübben 1988 - 2000	64
40	Entwicklung der Fallzahl reaktiv nichtpsychotischer Syndrome Erwachsenenpsychiatrie am Bezirksfachkrankenhaus/Landesklinik Lübben 1988 - 2000	65
41	Entwicklung der Fallzahl psychotischer Syndrome Erwachsenenpsychiatrie am Bezirksfachkrankenhaus/Landesklinik Lübben 1988 – 2000	65
42	Entwicklung der Fallzahl depressiver nicht-psychotischer und angstassoziierter Syndrome Erwachsenenpsychiatrie am Bezirksfachkrankenhaus/Landesklinik Lübben 1988 – 2000	66
43	Entwicklung der Fallzahl somatoformer Erwachsenenpsychiatrie am Bezirksfachkrankenhaus/Landesklinik Lübben 1988 - 2000	66
44	Entwicklung der Fallzahl Anpassungsstörungen Erwachsenenpsychiatrie am Bezirksfachkrankenhaus/Landesklinik Lübben 1988 - 2000	67
45	Entwicklung der Fallzahl arbeitslosigkeitsassoziierter Störungsbilder Erwachsenenpsychiatrie am Bezirksfachkrankenhaus/Landesklinik Lübben 1988 - 2000	67
46	Arbeitslosenquoten abhängiger ziviler Erwerbspersonen nach Verwaltungsbezirken in % in den Landkreisen Dahme-Spreewald (LDS), Elbe-Elster (EE), Oberspreewald-Lausitz (OSL), Spree-Neiße und Stadt Cottbus (SPN + CB) und Land Brandenburg (Brb)	68
47	Entwicklung der Fallzahl bei Essstörungen Erwachsenenpsychiatrie am Bezirksfachkrankenhaus/Landesklinik Lübben 1988 - 2000	68
48	Kinder- und jugendpsychiatrisch in Frage kommender Anteil an der Gesamtbevölkerung (Einwohner < 19 Jahren x 1000) des Versorgungsgebietes (VG) Cottbus 1989 – 2000	70
49	Anteil der Kinder- und jugendpsychiatrisch behandelte Patienten pro 1000 Einwohner der Altersgruppe 4 – 18 Jahre im Versorgungsgebiet Cottbus 1989 – 2000	71
50	Anteil unterschiedlicher Altersgruppen an der Gesamtfallzahl Kinderneuropsychiatrie/Kinder- und Jugendpsychiatrie und -psychotherapie am Bezirksfachkrankenhaus/Landesklinik Lübben 1988 - 2000	71

51	Prozentualer Anteil unterschiedlicher Altersgruppen an der Gesamtfallzahl Kinderneuropsychiatrie/Kinder- und Jugendpsychiatrie und -psychotherapie am Bezirksfachkrankenhaus/Landesklinik Lübben 1988 - 2000	72
52	Fallzahl häufiger Hauptdiagnosen n. ICD-9 Kinderneuropsychiatrie/Kinder- und Jugendpsychiatrie und -psychotherapie am Bezirksfachkrankenhaus/ Landesklinik Lübben 1988 - 2000	72
53	Vergleich der Fallzahl häufiger (>10 Fälle) Hauptdiagnosen, geordnet nach Syndromübergruppen Kinderneuropsychiatrie/Kinder- und Jugendpsychiatrie und -psychotherapie am Bezirksfachkrankenhaus/Landesklinik Lübben 1988 – 2000	74
54	Fallzahl bei differenzierter Betrachtung hyperkinetischer Störungen n. ICD-9 Kinderneuropsychiatrie/Kinder- und Jugendpsychiatrie und -psychotherapie am Bezirksfachkrankenhaus/Landesklinik Lübben 1988 - 2000	74
55	Fallzahl Psychogene Reaktion (Anpassungsstörung) Kinderneuropsychiatrie/Kinder- und Jugendpsychiatrie und -psychotherapie am Bezirksfachkrankenhaus/Landesklinik Lübben 1988 - 2000	75
56	Fallzahl Störung des Sozialverhaltens Kinderneuropsychiatrie/ Kinder- und Jugendpsychiatrie und -psychotherapie am Bezirksfachkrankenhaus/Landesklinik Lübben 1988 – 2000	75

1 Einleitung

Der gesellschaftliche Umbruch in Deutschland seit 1989 bedingte neben den politischen Veränderungen und ihren Auswirkungen auf die Organisations-, Wirtschafts- und sozialversicherungsrechtlichen Strukturen (Jakowatz 1998) gerade auch im Bereich der psychiatrisch-psychotherapeutischen Versorgung eine Neuorientierung. Die Auswirkungen der gesellschaftlichen Veränderungen in Ostdeutschland wurden von unterschiedlichen Standpunkten aus untersucht (Belwe 1991; Boshcld 1999; Giese P 1999; Giese E 2000; Maaz 1990; Schröder und Reschke 1995), Unterschiede in Strukturen und Inhalten der Psychiatrie beider deutscher Staaten und ihre Auswirkungen auf die neuen Bundesländer wurden intensiv diskutiert (Klee 1993; Groß 1996; Süß 2000; Weise 2006).

In Brandenburg erfolgte die Entwicklung des psychiatrischen Versorgungssystems gezielt und bewusst im Sinne einer dezentralisierten, gemeindenahen stationären Versorgung psychisch Kranker: „Die schon im Ersten Krankenhausplan eingeschlagene Linie einer konsequent an den Erfordernissen der Gemeindenähe orientierten Krankerhausplanung hat sich bewährt." (MASGF des Landes Brandenburg 2008). Sikorski konstatierte 2001: „Gerade am Beispiel der Psychiatriereform im Land Brandenburg kann deutlich gemacht werden, dass sie zumindest in unserem Lande nicht steckengeblieben ist. ... Misst man die Entwicklung im Land Brandenburg an der zeitlichen Messlatte der psychiatrischen Entwicklung in den alten Bundesländern, dann kann man hier von einer Reform sprechen die olympiareif ist." Beim Aufbau psychiatrischer Fachabteilungen in Südbrandenburg in den 90er Jahren des vergangenen Jahrhunderts schien in der damaligen Planung formal logisch, dass die bestehenden zentralisierten Anbieter in Form eines automatischen Sättigungseffektes entlastet würden und die Versorgung in der Fläche sich bessern werde. Die Realität sah anders aus. Steigende Fallzahlen in den neugegründeten psychiatrischen Abteilung an den Allgemeinkrankenhäusern führten keineswegs zu einer Fallzahl- oder Nutzungsgradsenkung in den ehemaligen Landeskliniken. Daten aus Österreich belegen, dass dies kein regional spezifisches Phänomen ist: Eichberger beschrieb 2001, dass nach Errichtung einer kleinen dezentralen psychiatrischen Aufnahmeabteilung in Hollabrunn (Niederösterreich) nicht zu einer wesentlichen Veränderung der Aufnahmeklientel in der zentralen Psychiatrie (Gugging) geführt hatte, sondern dass „... die Inanspruchnahme einer psychiatrischen Einrichtung wohl von einer Vielzahl von Faktoren abhängig und die planerisch definierte ‚Bettenmessziffer' ein

Wert (ist – E.B.), welcher vom politischen Willen und den vorhandenen Möglichkeiten abhängt." Bruckenberger beschrieb 1999, was passieren kann, wenn sich Versorgungsstrukturen „im freien Spiel der Kräfte", d. h. eher chaotisch etablieren: „Viel zu wenig beachtet wird, dass die Inanspruchnahme und die Verteilung von stationären Leistungen immer weniger von der angebotsorientierten Krankenhausplanung der Länder als vielmehr über die Vergütungsregelungen der Vertragsparteien beeinflusst wird. Die Gestaltungsmöglichkeiten mit Hilfe der verbleibenden formalen Länderkompetenz wurden dadurch immer mehr verringert, die Möglichkeiten einer zentralen Steuerung auf Bundesebene ... ausgebaut." Der Einfluss behandlungsbezogener Faktoren auf die Wiederaufnahmerate wurde von Huttner 2006 dargestellt, deren Ergebnisse einer multiplen Regressionsanalyse zeigen, dass weder soziodemographische Daten wie das Geschlecht noch die Zugehörigkeit zu einer einzelnen Diagnosegruppe entscheidend zur Varianzaufklärung beitragen, sondern behandlungsbezogene Merkmale und der Zeitpunkt der Behandlung die Unterschiede der Behandlungsdauer erklären.

Neben den fach- und gesellschaftsspezifischen Besonderheiten in der damaligen Bundesrepublik und der DDR gab es auch durchaus vergleichbare Entwicklungen, die auf ähnliche Wirkprinzipien hinweisen. Das lässt auf gesellschaftssystemunabhängige Variablen schließen, die die Entwicklung der Versorgungslandschaft mit beeinflussen. Ob in der psychiatrischen Versorgung die Nachfrage das Angebot bestimmt (wie auch bei der Krankenhausplanung in Brandenburg angenommen worden war), ob immer die Diagnosen das Fundament für die Behandlung bilden und ob die diagnostischen Verschlüsselungsgepflogenheiten durch andere als rein fachliche Erwägungen beeinflusst werden, ist zu diskutieren. Die Auswirkungen des politischen und soziokulturellen Umbruchs auf das Inanspruchnahmeverhalten einer ausgewählten Stichprobe von Psychotherapiepatienten in Leipzig zwischen 1985 und 1996 beschrieb Jaenecke 2000 in einer Dissertation. Es scheint sinnvoll, die Veränderungen der südbrandenburgischen psychiatrischen Versorgungslandschaft zu quantifizieren und die Ergebnisse für die Planung der weiteren Entwicklung auf diesem Sektor einer kritischen Prüfung zu unterziehen.

Mit der Einführung des Fallpauschalen-Entgeltsystems in den somatomedizinischen Fachbereichen 2003 ereignete sich ein erneuter Umbruch der Versorgungsstrukturen (Braun et al. 2010), der auch in den nicht davon direkt betroffenen Gebieten der Erwachsenen- und Kinder- und Jugendpsychiatrie wie

1 Einleitung

prognostiziert merkliche Verschiebungen auslöste (Fritze und Schmauß 2001, Schanz 2007). Dichte und Intensität der Behandlung in der stationären Psychiatrie nahmen zu, Fallzahlen erhöhten und Verweildauern verkürzten sich deutlich. Ein neues Entgeltsystem für die Psychiatrie befindet sich in Vorbereitung und gibt Anlass darüber nachzudenken, welche Faktoren das Leistungsspektrum beeinflussen und was sich aus vergleichbaren Umbruchsituationen für die aktuelle Versorgungsplanung lernen lässt. In Österreich (Schützinger et al. 2007) wurde eine deutliche Senkung der Verweildauer in der Psychiatrie nach Einführung eines pauschalierenden Entgeltsystems beschrieben. Nach Angaben der amtlichen Krankenhausstatistik sank die Verweildauer seit Beginn des 20. Jahrhunderts in Deutschland permanent (Lebok 2000). Ein Verweildauerrückgang allein scheint jedoch nicht als Indikator für Effizienz und Wirtschaftlichkeit im engeren Sinne zu taugen, da die zeitliche Reduktion des stationären Aufenthaltes nicht zwingend das Ergebnis einer besseren Behandlungsorganisation oder besseren Diagnostik und Therapie sein muss, sondern auch das Ergebnis einer gestiegenen Fallhäufigkeit sein kann. Im Hinblick auf das 2013 in Kraft tretende pauschalierende Entgeltsystem für die Psychiatrie und Psychosomatik, das die Höhe Vergütung für die Leistungserbringer zu einem wesentlichen Teil von den Diagnosen der betroffenen Patienten abhängig macht, sind Einflussfaktoren, die sich auf die Diagnosestellung auswirken, zu hinterfragen.

Ziel dieser Arbeit ist es, zwei Einflussfaktoren aus historischem Blickwinkel zu betrachten und die daraus folgenden zwei Thesen zu diskutieren:

a) Ziehen Veränderungen der Angebotsstruktur Veränderungen in der Häufigkeit spezifischer Diagnosen nach sich?

b) Verändert sich das Diagnosespektrum, wenn sich Probleme bei der Kostenübernahme für die Behandlung bestimmter Krankheitsbilder ergeben?

Im Jahr 2006 feierte die damalige Landesklinik Lübben ihr 130-jähriges Bestehen. Dies war einer der Anlässe für den Autor, sich neben der Gesamthistorie auch mit den weitgehenden Veränderungen der psychiatrischen Landschaft der Region innerhalb der letzten Jahrzehnte genauer zu befassen und am Einzelfall Details dieser Entwicklung zu beleuchten, die Ergebnisse zusammenzutragen, zu diskutieren und der Fachöffentlichkeit im Rahmen einer Dissertation vorzulegen.

2 Allgemeine Grundlagen

2.1 Die Entwicklung von Verweildauer und Fallzahl in der Erwachsenenpsychiatrie bundesweit 1988-2000

Die durchschnittliche Verweildauer in der Erwachsenenpsychiatrie reduzierte sich im Vergleich von 1988 zu 2000 sowohl im Versorgungsgebiet Cottbus als auch im bundesweiten Maßstab auf ca. ein Drittel der Verweildauer von 1988.

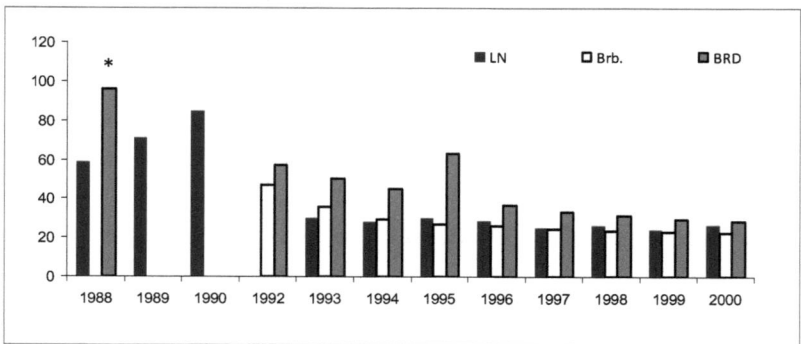

Abb. 1: Psychiatrische Verweildauer in Tagen im Vergleich Lübben (LN) / Brandenburg (Brb) / Bundesrepublik Deutschland (BRD) 1988 – 2000. Nach: MASGF Krankenhausbericht 2002. (* da keine Zahlen für die Altbundesländer für 1988 vorlagen, wurde exemplarisch die durchschnittliche stationäre Verweildauer am Bezirkskrankenhaus Kaufbeuren im Jahr 1988 aus: Valdes-Stauber und Putzhammer 2008 aufgeführt)

Die Fallzahlen nahmen demgegenüber stetig zu.

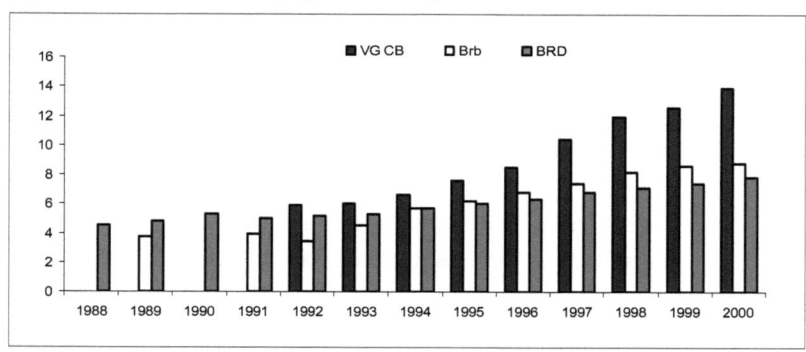

Abb. 2: Fallzahl pro 1000 Einwohner Erwachsenenpsychiatrie im Verlauf 1988 bis 2000: Versorgungsgebiet Cottbus (VG CB) / Brandenburg (Brb) / Bundesrepublik Deutschland (BRD). Nach: MASGF Krankenhausbericht 2002.

Es ist festzustellen, dass sich nach weiterer Reduktion die durchschnittliche Verweildauer bundesweit im Jahr 2008 auf ca. 24 Tagen stabilisiert zu haben schien. Die Fallzahlen nahmen ab 2000 bis 2008 weiterhin zu. Durch die Etablierung von Tageskliniken und Psychiatrischen Institutsambulanzen im Nachgang zur Neugründung oder Erweiterung Psychiatrischer Abteilungen an Allgemeinkrankenhäusern ist dieser Trend erklärbar. Ob sich eine weitere Verweildauerverkürzung eignet, die Versorgungssituation zu verbessern, wird kontrovers diskutiert (Valdes-Stauber 2008).

2.2. DDR-Psychiatrie im ehemaligen Bezirk Cottbus bis 1990

In der DDR war nach der Auflösung der Länderstruktur und Neugliederung in „Bezirke" im Jahr 1952 die Verantwortlichkeit für die Einrichtungen des Gesundheitswesens den damaligen Räten der Kreise übertragen worden, die als untere Verwaltungsebene dem jeweiligen „Rat des Bezirkes" unterstellt waren: „Aus der früheren Provinz bzw. dem Land Brandenburg, gingen im Wesentlichen die drei Bezirke Cottbus, Frankfurt/Oder und Potsdam hervor. Auf der Kreisebene wurden analoge Strukturen geschaffen, wobei sich die Kreisterritorien in der Regel verkleinerten und somit die Anzahl der Kreise stieg.

Die mittlere Gesundheitsverwaltung setzte sich nunmehr aus dem Bezirksarzt und der ihm als Fachorgan unterstellten Abteilung für Gesundheits- und Sozialwesen zusammen. Der Bezirksarzt war Mitglied des Rates des Bezirkes und unterstand als Ressortverantwortlicher dem Ratsvorsitzenden, zugleich aber – gemäß dem Prinzip des ‚demokratischen Zentralismus' – konnte ihm der Minister für Gesundheitswesen Weisungen erteilen. Die Abteilung für Gesundheits- und Sozialwesen war Bestandteil der Bezirksbehörde, die sich ebenfalls Rat nannte und wurde in der Regel von einem Ökonomen oder Verwaltungsfachmann geleitet. In den Kreisen wurde die Gesundheitsverwaltung von einem Kreisarzt, der sich auf eine ständige Kommission stützte, wahrgenommen." (Rose 2005). Die Gliederung der Einzugsbereiche orientierte sich jedoch nicht an den Bezirksgrenzen, sondern wurde mangels Entscheidungskompetenz der Kreisverwaltungen z. T. beibehalten (Rose 2005): „Zum Einzugsbereich der Teupitzer Einrichtung, die nunmehr der Kreisverwaltung Königs Wusterhausen des Bezirkes Potsdam zugeordnet war, gehörten beispielsweise – wie aus einer späteren Quelle hervorgeht - außer dem eigenen und einem Nachbarkreis im Bezirk Potsdam noch fünf weitere Kreise in den Bezirken Frankfurt/Oder und Cottbus."

2 Allgemeine Grundlagen

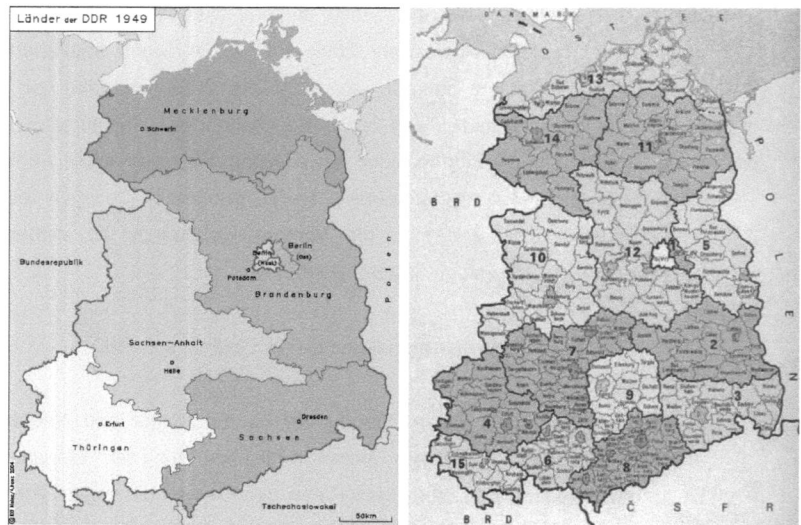

Abb. 3: Verwaltungspolitische Veränderungen in der DDR im Vergleich. Links: Länder 1947-1952 und rechts: Aufteilung in Bezirke und Kreise 1952-1990 Nach: www.ieg-maps.uni-mainz.de und Statistisches Jahrbuch der DDR '90

Das Gesundheitsministerium der DDR behielt sich gemäß des Prinzips des „demokratischen Zentralismus" sämtliche wesentlichen Entscheidungen vor und reichte diese an die den Kreisärzten weisungsberechtigten Bezirksärzte durch; die Umsetzung und Finanzierung blieb in der Verantwortung der jeweiligen Kreise, die sowohl für die Abrechnung der Leistungen in der Krankenversorgung als auch für Investitionen in den Betrieb, Unterhaltung und Ausbau der Strukturen zuständig waren.

Im Bezirk Cottbus existierten 1988 drei Kliniken, die die psychiatrische Versorgung der Region übernommen hatten: die Nervenklinik am Bezirkskrankenhaus Cottbus, die 1985 neugegründete Psychiatrische Abteilung am Bergmannskrankenhaus Klettwitz und das Bezirksfachkrankenhaus für Neurologie und Psychiatrie in Lübben.

Durch die erst beginnende Binnendifferenzierung am Cottbuser Standort in neurologische und psychiatrische Stationen (1987 wurden noch neurologische und psychiatrische Patienten auf der Station 11a gleichzeitig behandelt; die Station 11b neben der Wachstation der Inneren Klinik hatte bereits einen neurologischen

Schwerpunkt) ist es im Nachhinein nicht mehr möglich, korrekte Daten zur Fallzahl der psychiatrischen Patienten zu erheben (Kunze 2009 und Lutter 2009). Der Einzugsbereich der Nervenklinik Cottbus beschränkte sich auf den Kreis Cottbus-Stadt und den Kreis Cottbus-Land, wobei bis 1990 Patienten, die wegen akuter Eigen- oder Fremdgefährdung nach dem „Gesetz über die stationäre Einweisung für psychisch Kranke" vom 14.06.1968 untergebracht werden mussten, in das Bezirksfachkrankenhaus Lübben verlegt wurden.

Im damaligen Bergmannskrankenhaus Klettwitz war 1985 mit dem Umzug der Chirurgischen Abteilung von Klettwitz nach Senftenberg die erste psychiatrische Station mit 17 Betten im Rahmen der neugegründeten neuropsychiatrischen Abteilung für den Altkreis Senftenberg eröffnet worden. Als Novum in der Region wurden parallel 5 – 10 Patienten teilstationär "tagesklinisch" mitbetreut. 1987 war eine eigene Tagesklinik mit 12 Betten eröffnet worden (Schiefer 2008). Bis zur Eröffnung mussten die Patienten auch im Akutfall im 83 km entfernten Bezirksfachkrankenhaus Arnsdorf behandelt werden.

Das Bezirksfachkrankenhaus Lübben war 1988 für die psychiatrische Versorgung der Kreise Cottbus-Stadt, Cottbus-Land, Guben, Lübben, Luckau, Spremberg und Finsterwalde versorgungspflichtig und hatte damit die Zuständigkeit für 613.000 (1988) bis 621.000 (1989) Einwohner des Bezirkes Cottbus (vgl. Abb. 7)

Das nur 35 km entfernte Bezirksfachkrankenhaus Teupitz gehörte zum Bezirk Potsdam, versorgte aber den Kreis Calau im Bezirk Cottbus mit, dessen Patienten im Akutfall mit dem Krankentransport oder der SMH („Schnelle medizinische Hilfe") an Lübben vorbei nach Teupitz gefahren werden mussten.

Für die Kinder- und Jugendpsychiatrische Versorgung existierte eine Zuordnung nach Bezirken (Bezirk Cottbus: Bezirksfachkrankenhaus Lübben, Bezirk Frankfurt: Bezirksfachkrankenhaus Eberswalde, Bezirk Potsdam: Bezirksfachkrankenhaus Brandenburg). In Lübben übernahm die Klinik für Kinder- und Jugendpsychiatrie die Pflichtversorgung der Altkreise Senftenberg, Spremberg, Forst, Bad Liebenwerda, Finsterwalde, Herzberg, Luckau, Calau, Cottbus, Guben und Lübben „… sowie bei Bedarf die der angrenzenden Kreise Beeskow, Eisenhüttenstadt und Königs Wusterhausen, damit eine Gesamtbevölkerungszahl von 650 000 bis 800 000 Einwohnern …" (Kinze 1991).

2.2.1 Die Rodewischer Thesen

Anlässlich des 1. Internationalen Symposiums über Psychiatrische Rehabilitation vom 23.-25.05.1963 im Fachkrankenhaus für Psychiatrie Rodewisch (ehemaliger Bezirk Karl-Marx-Stadt in Sachsen) verabschiedeten 120 Ärzte und Wissenschaftler aus neun Ländern einstimmig angenommene Therapieempfehlungen, die als "Rodewischer Thesen" in die Psychiatriegeschichte eingehen sollten - immerhin zwölf Jahre vor der Psychiatrie-Enquete der Bundesregierung. Sie forderten die Abschaffung der „Verwahrpsychiatrie", die soziale Integration der Kranken in die Gesellschaft und den Aufbau ambulanter und teilstationärer Dienste. Dass die Umsetzung nur teilweise gelang, wurde nicht ausschließlich als DDR-Spezifikum interpretiert, sondern folgendermaßen begründet (Weise in: Richter 2001): „Das Scheitern der Reform ist schon in den Thesen selbst angelegt ... Jetzt wissen wir, dass sich ein sozialpsychiatrisches System nicht aus der Krankenhausperspektive heraus entwickeln kann ..." Danach stellte sowohl in West- als auch in Ostdeutschland das Weiterbestehen der psychiatrischen Großkrankenhäuser ein entscheidendes Hemmnis für die in Rodewisch geforderten Veränderungen dar: „... Mit ihnen (blieben – E. B.) die Massenschlafsäle, die unhygienischen Bedingungen und das ungünstige soziale Klima auf den Stationen." Auch das Grundverständnis der meisten damaligen Psychiater (Fixierung auf das Festhalten an der dominierenden Stellung des Krankenhauses und medizinisch-naturwissenschaftliches Krankheitsverständnis) habe eine wesentliche Rolle gespielt. DDR-spezifisch wiederum sei auch die Orientierung an der einseitig organisch ausgerichtete Moskauer Psychiatrie gewesen.

Im „Bericht zur Lage der Psychiatrie in der ehemaligen DDR ..." wurde 1991 durch das Bundesgesundheitsministerium konstatiert, dass die Reformansätze in der DDR zwar "... in der ambulanten Versorgung und der beruflichen Rehabilitation bewahrenswerte Problemlösungen hervorbrachten, im Hinblick auf eine allgemeine Verbesserung der Situation jedoch eher bescheiden waren ..." und dass es wohl verschiedene Gründe für deren teilweises Scheitern gegeben habe" „... Eine wesentliche Rolle spielten ökonomische Zwänge ... Der wichtigste Grund war jedoch das Fehlen einer demokratischen Öffentlichkeit, was dazu führte, dass das kritische Potential von Angehörigen, Betroffenen, der Bevölkerung und den

Massenmedien sowie innerhalb der Psychiatrie selbst nicht zur Geltung kommen konnte. Der im Laufe der Jahre zunehmende Trend, von offizieller Seite das Bestehende als das schon Vollkommene, Ideale hinzustellen, behinderte wie in vielen anderen gesellschaftlichen Bereichen auch in der Psychiatrie die Offenlegung der elenden und menschenunwürdigen Zustände in den Krankenhäusern und der Mängel im ambulanten Bereich und damit auch die Auseinandersetzung mit ihnen."

2.2.2 Die Realität der Patientenversorgung bis 1990 am Beispiel des Bezirksfachkrankenhauses Lübben

In einer Bestandsaufnahme zum Stand der psychiatrischen Versorgung in der DDR („Konzeption zur Verbesserung der Betreuung psychisch Kranker nach 1980" des Ministeriums für Gesundheitswesen der DDR vom 15.09.1979) wurde festgestellt: „Die psychiatrische Betreuung in unserer Republik entspricht nicht mehr ihrer gesellschaftspolitischen Aufgabenstellung und ebenfalls nicht dem wissenschaftlichen Erkenntnisstand des Fachgebietes. Im Vergleich zur Entwicklung in anderen Ländern, aber auch zu anderen Fachdisziplinen in unserer Republik besteht ein erheblicher Nachholbedarf, was die Organisation, Bedarfsermittlung, einheitliche Leitung und Planung psychiatrischer Diagnostik Präventions- und Behandlungs- sowie Rehabilitationsmöglichkeiten betrifft" (Hübener und Zabel 2001). Zumindest durch punktuelle Entlastungen und konzeptionelle Verbesserungen wirkten sich die „Rodewischer Thesen" in der DDR und speziell in der Lübbener Klinik aus.

Im Jahr 1988 arbeiteten im gesamten Haus, d. h. in den Kliniken für Neurologie, Erwachsenenpsychiatrie, Kinderneuropsychiatrie und der Poliklinik 10,5 Ärzte, davon waren sieben Fachärzte. Baulich-organisatorisch ergab sich folgender Bestand:

2 Allgemeine Grundlagen

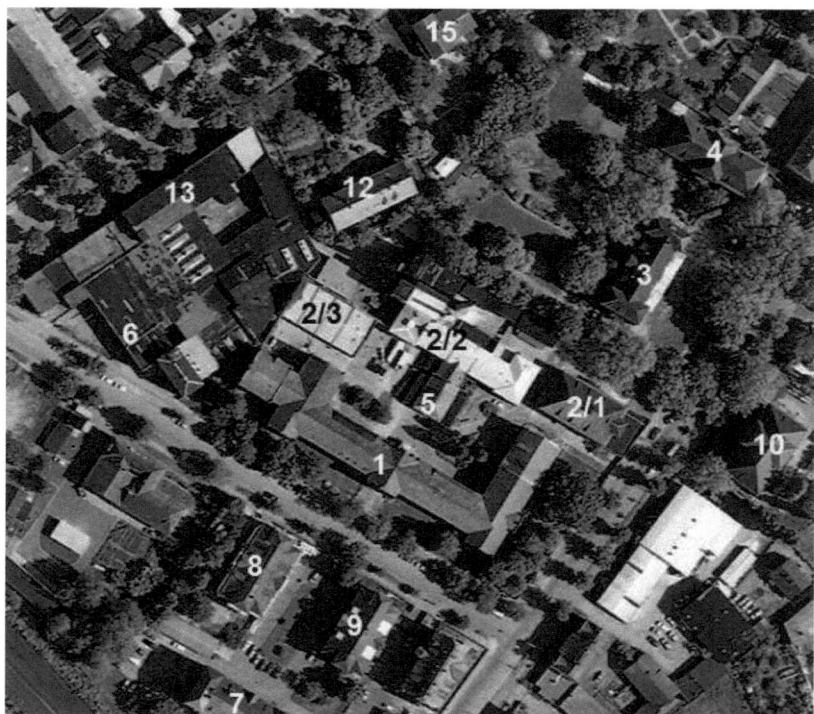

Abb. 4: Das Bezirksfachkrankenhaus für Neurologie und Psychiatrie / Landesklinik Lübben vor Sanierungsbeginn am 18.05.1992. Die Belegung der Häuser entsprach dem Stand von 1988 (Geländeübersicht mit nummerierten Häusern: vgl. Tabelle 1). Nach: Landesvermessung und Geobasisinformation Brandenburg - Luftbildsammelstelle 2010

Haus			Nutzung
1	Station I	40 Betten	Neurologische Klinik incl. intensivneurologische Behandlungsstation (IBS)
1	Station II	26 Betten	Suchtstation
1	Station III	20 Betten	geschlossene „Chronikerstation"
1	Station IV	28 Betten	gerontopsychiatrische Frauenstation
3	Station V	28 Betten	Kinderneuropsychatrische Station mit Schwerpunkten „entwicklungsgestörte Vorschulkinder" und „Jugendliche"

Haus			Nutzung
8	Station VI	31 Betten	Kinderneuropsychatrische Station mit Schwerpunkt „Schulkinder" von 1. – 4. Schulklasse
4	Station VII	29 Betten	geschlossene Akut-Männerstation
4	Station VIII	33 Betten	geschlossene Akut-Frauenstation
3	Station IX	21 Betten	offene „Chronikerstation"
1	Station XII	5 Betten	betreutes Wohnen
9	Station XIII	22 Betten	„Alkoholentwöhnung" Zentrale Ergotherapie
2/1			Wäscherei
2/2			Heizhaus und Teil Küche
2/3			Werkstatt
5			Casino und Arztbereitschaftszimmer
6			VEB Trikotagenwerk „Spree"
7			Stadtverwaltung Lübben
10			Rat des Kreises Lübben, Abt. Gesundheitswesen
12			Kreiszahnpoliklinik
13			VEB Trikotagenwerk „Spree"
15			„Fröbel"-Kindergarten

Tabelle 1: Übersicht über die Aufteilung der Kliniken und Fachbereiche am Bezirksfachkrankenhaus Lübben 1988 und Vornutzung der ab 1991 zugekauften Gebäude. Nach Böhme 2010, Kinze 2010, Stuckatz 2009, Zedler 2010

Seit Ende der 80er Jahre gab es keine Gitter mehr von den Fenstern, Stationen wurden zum Teil offen geführt (so die Suchtstation II im Haus 1, die „offene Chronikerstation" IX im Haus 3 die gerontopsychiatrische Frauenstation IV im Haus 1).

Ein erstes gruppentherapeutisches Angebot für Psychosekranke unter Einbeziehung tanztherapeutischer Ansätze wurde für die weiterhin geschlossen untergebrachten Patienten der Stationen VII und VIII (Haus 4) in den Kellerräumen des Hauses 3 etabliert (Stuckatz 2009).

Für chronisch mehrfach geschädigte Suchtkranke gab es Außenwohn- und Arbeitsbereiche (z. B. auf einer LPG in Rietz-Neuendorf mit regelmäßiger therapeutischer Betreuung und Beschäftigung in der Landwirtschaft unter arbeitstherapeutischem Verständnis).

Die arbeitstherapeutischen Angebote fanden 1988 im Keller des Hauses 9 als „Zentrale Arbeitstherapie" statt.

Für „Neurotiker" gab es ab 1987 einen 9-Betten-Teilbereich der Station IV mit regelmäßiger psychologischer Behandlung auf der Basis des Konzeptes der „intendiert-dynamischen Gruppentherapie", die am „Haus der Gesundheit" in Ostberlin entwickelt worden war (Höck 1967 und 1981).

Auch in Lübben wurde großer Wert auf die berufliche Reintegration psychisch Kranker gelegt; ob analog zum DDR-Durchschnitt 80 bis 85 % der psychisch Kranken wieder in einen Arbeitsplatz vermittelt werden konnten (Mürner 2007), ist retrograd mangels verwertbarer Daten nicht mehr belegbar. Zumindest gab es eine enge Kooperation mit Betrieben der Region, die i. R. von Auflagen der „Abteilung Inneres" beim „Rat des Kreises" Arbeitsplätze bereitstellten (Böhme 2010).

Auf den geschlossenen getrennt-geschlechtlichen Akutstationen (Männerstation VII, Frauenstation VIII) wurden je 29 Männer bzw. 31 Frauen in „Zimmern" mit bis zu 6 Patienten untergebracht. Auf Grund der drängenden räumlichen Enge war die Atmosphäre häufig gespannt.

Die „Chronikerstationen" III und IX beherbergten zu einem großen Prozentsatz mehrfach geschädigte (geistig behinderte, körperlich und psychisch kranke) „Langzeitpatienten", die z. T. seit ihrer Kindheit in der Klinik lebten. Auf der geschlossenen Station III existierten bis nach 1990 zwei „Säle", in denen bis zu 10 Patienten untergebracht waren und die sich je einen Frauen- und Männer-Waschraum teilen mussten; die offene Station IX verfügte zumindest über 3- und 4-Bettzimmer.

2 Allgemeine Grundlagen

Ein Sozialtherapeutischer Bereich (Station XII) mit 5 Betten stellte im ausgebauten Dachgeschoß des Hauses 1 eine Form betreuten Wohnens dar und diente der Vorbereitung auf ein Leben außerhalb der Klinik (Stuckatz 2009).

Die Gerontopsychiatrische Station IV (Haus 1) verfügte über 28 Betten für ausschließlich weibliche Patienten, unter denen sich ebenfalls „Langzeitpatientinnen" befanden. Daran angeschlossen existierte ein Teilbereich (IVa - gemischtgeschlechtlich) mit 9 Betten, in dem erste gruppenpsychotherapeutische Schritte mit „neurotischen" Patienten unternommen wurden.

Die Suchtstation II (neben der Neurologischen Klinik ebenfalls im Haus 1) verfügte über 26 Betten zur Behandlung von vorwiegend alkoholabhängigen Patienten, teilweise auch im Gruppensetting.

Die Station XIII („Entwöhnungsbereich") mit 22 Betten befand sich im Haus 9; Alkoholkranke wurden dort im Rahmen eines Sucht-Rehabilitationsprogramms („Alkoholentwöhnungsbehandlung") behandelt, das bis 1999 bestand und ab 1991 durch die Landesversicherungsanstalt Brandenburg belegt wurde. Hier (Station XIII) wurden ab 1985 Suchtkranke auf 22 Plätzen in einem gruppentherapeutischen Setting mit durchschnittlicher Verweildauer zwischen 12 und 16 Wochen behandelt (Zedler 2010).

Ambulante psychotherapeutische Angebote (z. B. eine „Psychosegruppe", die seit 1986 in 14-tägem Abstand kontinuierlich Patienten ambulant nachbetreute) und eine geschlossene suchttherapeutische Behandlungskette („Entgiftung"- „Entwöhnung"-ambulante Nachsorge über die Nervenpoliklinik am Hause) komplettierten das therapeutische Spektrum.

Für das Jahr 1988 ließ sich ermitteln, dass in der Erwachsenenpsychiatrie 7,7 Ärzte arbeiteten; das entsprach einem Verhältnis von 36,4 Betten/Arzt bzw. einem Verhältnis von 56 Betten/Facharzt. Angegeben wurde die personelle Besetzung in „Vollbeschäftigteneinheiten" (VBE), d. h. in ganzen Personalstellen. Zu den beschäftigten Psychologen konnte nur durch Befragung der noch im Haus tätigen Mitarbeiter ermittelt werden, dass 1988 5 Diplom-Psychologen in der Erwachsenenpsychiatrie in Vollzeit tätig waren.

In der damaligen Klinik für Kinderneuropsychiatrie existierten zu Beginn des Jahres 1990 insgesamt zwei „Kinderneuropsychiatrische" Stationen (Station V im Haus 3 und Station VI im Haus 8) mit 28 und 31 Betten, geordnet nach Indikationsbereichen (Station V: geistig und lernbehinderte Kinder/Jugendliche und Station VI: normintelligente Schulkinder 1. - 4. Klasse). Analog zur Erwachsenenpsychiatrie herrschte auch hier drangvolle Enge auf den Stationen bei gleichzeitig nicht mehr akzeptablem Status der sanitären Einrichtungen.

Im Jahr 1988 arbeiteten 2 Ärzte (VBE) in der Kinderneuropsychiatrie; das entsprach einem Verhältnis von 29,5 Betten pro Arzt und Facharzt (gab es zu diesem Zeitpunkt keine Ärzte in Facharztweiterbildung in der KJPP). Weiterhin wurde berichtet, dass 1988 4 Diplom-Psychologen für die Patientenversorgung angestellt waren.

Die bis 1990 existierende Poliklinik mit spezialisierten Sprechstunden (Erwachsenenpsychiatrie, Kinder- und Jugendpsychiatrie, Neurologie) war im Verlauf der gesellschaftlichen Veränderungen geschlossen worden; bis 1995 gab es kein vergleichbares Angebot der Klinik mehr.

2.2.3 Die Kostenübernahmepraxis in der DDR

In der DDR existierte ein soziales Versicherungssystem, über das bei Krankheit und Unfällen materielle Sicherheit, unentgeltliche ärztliche Hilfe, Arzneimittel und andere medizinische Sachleistungen gewährt wurden. Beim Wiederaufbau des Sozialleistungssystems nach dem zweiten Weltkrieg spielte in der sowjetisch besetzten Zone der Freie Deutsche Gewerkschaftsbund (FDGB) eine entscheidende Rolle. Bereits 1946 wurde in dessen Gründungsversammlung beschlossen, eine einheitliche Sozialversicherung in Form von Sozialversicherungsanstalten einzurichten. Die Einheitsversicherung unterschied sich von ihren Vorgängern vor allem dadurch, dass sie alle Versicherungszweige (Arbeitslosen-, Kranken-, Unfall- und Rentenversicherung) in einem Versicherungsträger zusammenfasste und einen einheitlichen, nach Risiken nicht aufspaltbaren Sozialversicherungsbeitrag von 20 % des versicherungspflichtigen Einkommens erhob, der je zur Hälfte vom Arbeitnehmer und Arbeitgeber zu tragen war. Die neu geschaffenen Landesversicherungsanstalten (LVA) wurden der Oberaufsicht der Deutschen Verwaltung für Arbeit und Sozialfürsorge (DVAS) unterstellt; es trat ein einheitliches Leistungsrecht in Kraft, das für alle Versicherten (auch für Angestellte ehemalige Beamte und „kleine Selbstständige", soweit diese nicht mehr als fünf Personen beschäftigten) galt. Die Zentralverwaltung erfolgte durch die Abteilung Sozialversicherung des FDGB-Bundesvorstandes. Die Grundstrukturen und sozialversicherungsrechtliche Rahmenbedingungen blieben bis 1990 im Wesentlichen unverändert.

Die Kranken- und Unfallversicherung war in der DDR Teil der Sozialversicherung. Nach den Grundprinzipien der DDR-Gesundheitspolitik waren eine allmähliche Beseitigung privater Einrichtungen im Gesundheitswesen und die Orientierung am Gesundheitssystem der Sowjetunion vor allem beim System der ambulanten medizinischen Versorgung Hauptbestandteile der neuen Strukturen. In den 80er Jahren war der Aufbau von Polikliniken und Ambulanzen in allen Städten und Landkreisen weitgehend umgesetzt; private Arzt- und Zahnarztpraxen gab es nur vereinzelt (z. B. die orthopädische Arztpraxis Dr. Steinhäuser in Cottbus - Böhme 2010). Die Behandlung von Familienangehörigen wurde in den Zuständigkeitsbereich des betrieblichen Gesundheitswesens einbezogen. Der stationäre Krankenhausbereich wurde eng mit dem ambulanten und dem betrieblichen Teil des Gesundheitswesens verzahnt (Frey 1999).

Die Situation Ende der 80er Jahre war in Brandenburg weniger durch Probleme mit der (ohnehin unkomplizierten) Kostenübernahme durch die Sozialversicherungskasse geprägt, als durch drängende Schwierigkeiten mit der materiellen Basis der Krankenbehandlung. In dieser Zeit „… wurden die positiven Entwicklungen hinsichtlich der Therapie sowie der Lebensumstände in den psychiatrischen Krankenhäusern zunehmend von den strukturellen Problemen der Anstaltspsychiatrie Überbelegung, Personalmangel und Bausubstanzverfall überlagert …" (Rose 2005).

Für das Bezirksfachkrankenhaus Lübben bedeutete dies, dass der Kreisarzt den Haushalt des Bezirksfachkrankenhauses verwaltete und die Verwaltungsleiterin eher mit Fragen der Materialbeschaffung zur Erhaltung der Funktionstüchtigkeit des Hauses und der Umsetzung lang geplanter und dringlicher baulicher Veränderungen befasst war (Schuppan 2009).

Zusammengefasst heißt dies nichts anderes, als dass die Frage, ob die Kosten für stationäre oder ambulante Behandlung übernommen würden und gegebenenfalls wie lange, nicht gestellt wurde. Im Vordergrund standen Aufgaben der Organisation von Mitteln zum Erhalt der maroden Bausubstanz, zur Durchsetzung der infolge „Problemstaus" in Verzug geratenen Erweiterungsprozesse und zur Verbesserung der angespannten personellen Situation (Hübener, Kinze und Rose 2007). Es existierte bei der Entscheidung zur stationären Aufnahme sogar der Begriff der „sozialen Indikation", der dazu diente, Menschen in misslichen familiären und Wohnverhältnissen (darunter fielen mitunter von Obdachlosigkeit bedrohte oft komorbide suchtkranke und auch ältere Menschen) im Krankenhaus aufzunehmen, um eine drohende Verschlimmerung ihres Gesundheitszustandes zu verhindern (Böhme 2010; Lutter 2010). Problematisch war es eher, „ein Bett zu bekommen". Wie Weise und Thom (1971) unter der Überschrift „Sozialpsychiatrie in der sozialistischen Gesellschaft" beschrieben, bedeutete dies das Fehlen von marktwirtschaftlichen Zwängen, insbesondere Freiheit von Geld-, Konkurrenz- und Profitstreben, allerdings auch die permanente Beschränkung auf die Verwaltung des Mangels.

2.2.4 Die materiellen Grundlagen in Lübben bis 1992 (Bauzustand, Personalausstattung)

Eine Übersicht über die räumlichen Verhältnisse bieten Abb. 4 (Zustand vor der Sanierung) und Abb. 12 (Zustand nach Sanierung).

Die Gesamtsituation war durch permanent renovierungsbedürftige Altbausubstanz, Patienten-„Säle" mit 5 – 10 Patienten pro Raum und große räumliche Enge (9 m^2/Patient) gekennzeichnet. Ergotherapeutische Angebote existierten als „zentrale Arbeitstherapie" in den Kellerräumen des Hauses 9. Durch die auf dem Gelände der Klinik befindlichen Wirtschaftsgebäude (Wäscherei, Heizhaus, Küche, Werkstatt) gehörte ein reger LKW-Verkehr innerhalb des Klinikgeländes zum Alltag. Im Haus 3 herrschten wie im Erwachsenenbereich räumliche Enge, eine Bausubstanz, die die Kunst der Haushandwerker immer wieder aufs Neue herausforderte, und Unterbringung in „Sälen". Die sanitären Möglichkeiten bestanden hier in einem großen Waschraum und 2 Toiletten für alle Patienten.

2 Allgemeine Grundlagen

Für das Haus 8 war durch zahlreiche Umbauten seit Mitte der 80er Jahre für die kinderneuropsychiatrischen Patienten ein etwas erträglicherer Zustand geschaffen worden; es existierten je eine „Schlafebene" (mit einem 8-Betten-Saal und weiteren 2-3-Bett-Zimmern, 1 Bad, 3 Toiletten) und eine „Therapie- und Tagesebene". Die Beschulung der Patienten der Station V erfolgte in zwei Kellerräumen des Hauses 4, im Haus der Station VI war dafür das Dachgeschoss ausgebaut worden. Ergotherapie wurde in den Kellerräumen der Häuser 4 und 8 angeboten, wobei im Haus 8 Räume für Spiel- und Beschäftigungstherapie und auch ein Schmierraum eingerichtet worden waren. Im November 1991 wurde festgestellt: „Um den Anforderungen an den Raumbedarf für jedes Kind gerecht zu werden, wäre eine Reduzierung auf 22 bzw. 21 Betten nötig, die im Jahr 1992 erfolgen sollte ..." (Kinze 1991).

2.3. Psychiatrie in Südbrandenburg nach der „Wende"

Im ehemaligen „Energiebezirk Cottbus" kam es nach 1990 in Folge der zusammenbrechenden braunkohlebasierten Energiewirtschaft und der mit ihr mittel- und unmittelbar verknüpften Infrastruktur zu einem drastischen Bevölkerungsrückgang, der sich auf die Einwohnerzahl im Versorgungsgebiet Cottbus auswirkte. Boshold beschrieb 1999 die Situation im Untersuchungszeitraum: „Von 17 Tagebauen, die 1989 im Lausitzer Revier betrieben wurden, sind die fünf lukrativsten für die weitere Förderung ausgewählt worden ... Diese Tagebaue ... beliefern die drei verbliebenen Braunkohlekraftwerke der Region: Schwarze Pumpe, Jänschwalde und Boxberg. ... Die Umwälzungen des Strukturwandels wirken sich in der Bergbauregion drastisch aus. Im Lausitzer Revier hat sich die Braunkohlengewinnung seit der Höchstförderung im Jahr 1989 mit einem Umfang von ca. 195 Mio. Tonnen auf ca. 63 Mio. Tonnen im Jahr 1996 reduziert. Im selben Zeitraum ist die Zahl der im aktiven Bergbau Beschäftigten von ca. 79 000 auf ca. 13 000 zurückgegangen. Ende Juni 1998 arbeiteten nur noch ca. 7 700 Beschäftigte bei der LAUBAG (Lausitzer Braunkohle Aktiengesellschaft – E.B.). Im Sanierungsbergbau arbeiteten Anfang des Jahres 1996 noch ca. 7 600, Ende des Jahres nur noch etwa 6 000 Menschen. Von ursprünglich über 100 Brikettfabriken waren zum Ende der DDR noch 49 aktiv, zurzeit ist nur noch eine am Industriestandort Schwarze Pumpe in Betrieb "

2 Allgemeine Grundlagen

Diese Entwicklung schlug sich in der deutlichen Minderung der Brandenburger Geburtenrate nach 1989 nieder (Abb. 5).

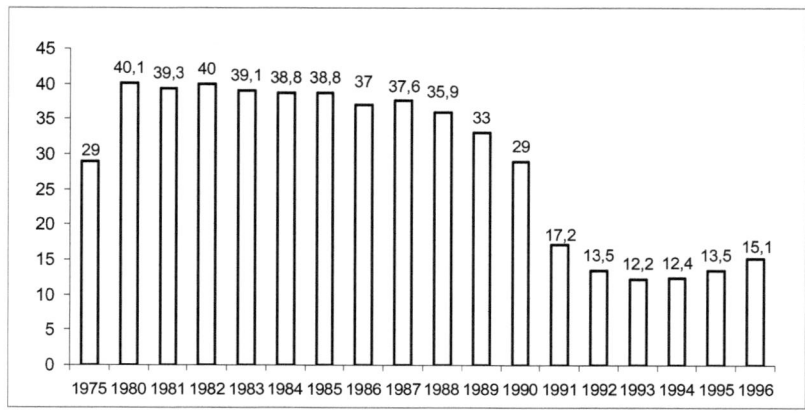

Abb. 5: Geburtenrate in Brandenburg bzw. den DDR-Bezirken Cottbus, Potsdam und Frankfurt/Oder (Geburten x 1000) 1975 – 1996. Nach: Statistisches Jahrbuch der Deutschen Demokratischen Republik 1990 und Krankenhausbericht 2002

Die Wohnbevölkerung im Bezirk Cottbus (bis 1990) und dem Versorgungsgebiet Cottbus (ab 1991) nahm ebenfalls ab (Abb. 6).

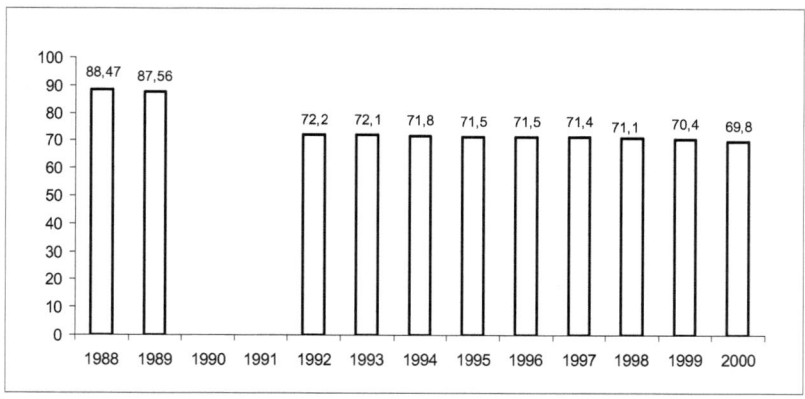

Abb. 6: Bevölkerungsentwicklung (Einwohner x 10.000) im Versorgungsgebiet Cottbus (Cottbus, Dahme-Spreewald, Elbe-Elster, Oberspreewald-Lausitz, Spree-Neiße) 1988 – 2000 unter Berücksichtigung der Einwohner der Altkreise des Bezirkes Cottbus bis 1991. Nach: Statistisches Jahrbuch der Deutschen Demokratischen Republik 1990 und Krankenhausbericht 2002

Das Statistische Jahrbuch der DDR von 1990 und der Krankenhausbericht 2002 belegen einen Geburtenrückgang, der auch als „Wendeknick" bezeichnet wird

(Abb. 7); nach Auffassung des Landesbetriebes für Datenverarbeitung und Statistik in Brandenburg wird sich die geringe Geburtenzahl zu Beginn der 90er-Jahre demographisch deutlich auswirken (Hülskamp 2008).

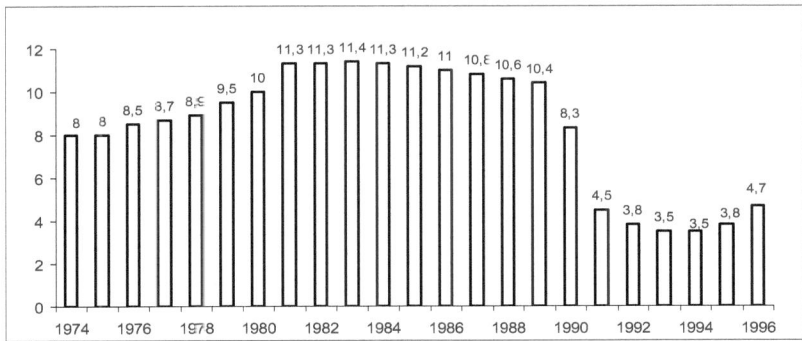

Abb. 7: Geburtenrate im Versorgungsgebiet (VG) Cottbus 1974 – 1996 mit „Wendeknick" 1989 - 1991 unter Berücksichtigung der darin befindlichen Einwohner der Altkreise bis 1991. Nach: Statistisches Jahrbuch der Deutschen Demokratischen Republik 1990 und Krankenhausbericht 2002

Gleichzeitig erfolgte (wie im übrigen Bundesgebiet auch) die Reduktion vollstationärer Betten zugunsten des Aufbaus tagesklinischer Strukturen im Bereich Erwachsenenpsychiatrie und –Psychotherapie. Neben den Folgen der Enthospitalisierung von Langzeitpatienten veränderte sich die Versorgungslandschaft auch durch Neugründungen bzw. Erweiterung Psychiatrischer Abteilungen an Allgemeinkrankenhäusern (Abb. 8).

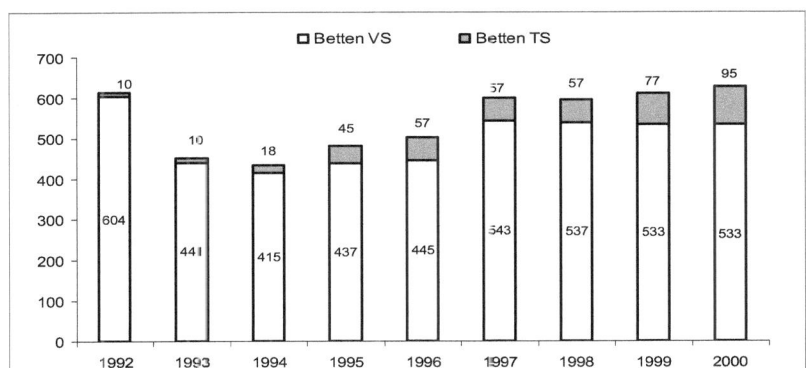

Abb. 8: Vollstationäre (VS) und teilstationäre (TS) Behandlungsplätze im Versorgungsgebiet Cottbus (Summe der Landeskliniken Lübben und Teupitz und der Psychiatrischen Abteilungen an den Krankenhäusern in Cottbus, Finsterwalde, Klettwitz und Spremberg) 1992 – 2000. Nach: Böhme 2010

2 Allgemeine Grundlagen

Parallel zu einem drastischen Anstieg der Fallzahlen (Abb. 9) brachte die verkürzte Verweildauer der Patienten eine verstärkte Belastung der therapeutisch tätigen Mitarbeiter mit sich. Dabei ist anzumerken, dass sich im Beobachtungszeitraum die flächendeckende Umsetzung der Psychiatrie-Personalverordnung von 1990 (PsychPV) zunächst bis 1995 entlastend auf die Arbeit auswirkte, dieser Effekt im Jahr 2000 jedoch deutlich nachgelassen hatte, was nicht zuletzt auch auf die Veränderung der Rahmendaten der Krankenhausbehandlung zurückzuführen ist, die zum Zeitpunkt der Erarbeitung der PsychPV (Ende der 80-iger Jahre) noch wesentlich niedrigere Fallzahlen und deutlich längere Verweildauern beinhalteten (Kunze H und Schmidt-Michel 2007).

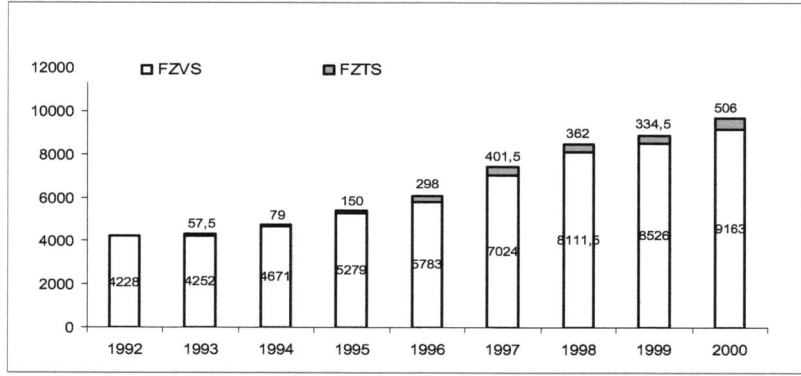

Abb. 9: Behandlungsfälle/Jahr (vollstationär: VS und teilstationär: TS) im Versorgungsgebiet Cottbus (Summe der Landeskliniken Lübben und Teupitz und der Psychiatrischen Abteilungen an den Krankenhäusern in Cottbus, Finsterwalde, Klettwitz und Spremberg) 1992 – 2000. Nach: Böhme 2010

Da die Erhebung der Daten auf Bettenzahl und Fallzahl der anderen Südbrandenburgischen Kliniken begrenzt war, wird im Folgenden statt auf die Verweildauer auf den als „Nutzungsgrad" bezeichneten Quotienten aus Fallzahl/Planbett zurückgegriffen, der eine Aussage über die Intensität und Dichte der stationären Behandlung macht und damit eine Vergleichsgröße für die unterschiedlichen Kliniken darstellt. Der Nutzungsgrad in der untersuchten Region nahm deutlich zu (Abb. 10):

2 Allgemeine Grundlagen

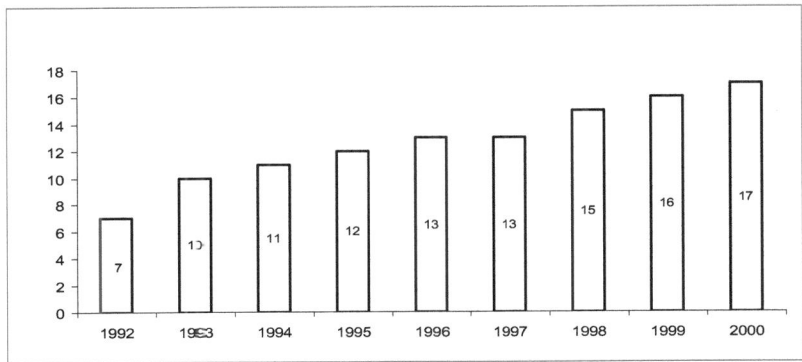

Abb. 10: Durchschnittlicher Nutzungsgrad (vollstationäre Fallzahl/Planbett) im Versorgungsgebiet Cottbus (Summe der Landeskliniken Lübben und Teupitz und der Psychiatrischen Abteilungen an den Krankenhäusern in Cottbus, Finsterwalde, Klettwitz und Spremberg) 1992 – 2000. Nach: Böhme 2010

2.3.1 Die „Motzener Thesen"

Am 08. und 09.10.1999 veranstalteten die Fachhochschule Potsdam, die Fontane-Klinik Motzen, der Landkreis Dahme-Spreewald und die Brandenburger Gesellschaft für Soziale Psychiatrie die Fachtagung „10 Jahre Psychiatriereform in den neuen Bundesländern" und verabschiedeten am 09.10.1999 „12 Motzener Thesen", im deren Rahmen Bilanz zur bisherigen Entwicklung in der Psychiatrie nach der „Wende" gezogen wurde.

Die Psychiatriereform in den neuen Bundesländern wurde auf der Veranstaltung - und dies war das Innovative der Bilanzierung - gemeinsam von 300 Nutzern und Anbietern ambulanter und stationärer psychiatrischer Dienstleistungen unter dem Motto von Klaus Dörner: "Handele in deinem Verantwortungsbereich so, dass du mit dem Einsatz aller deiner Ressourcen immer bei denen beginnst, wo es sich unter marktgesetzlichen Gesichtspunkten am wenigsten lohnt." kritisch beleuchtet, indem „in einem trialogischen Diskussionsprozess wichtige Aspekte psychiatrischer Hilfen erörtert" wurden (Giese 2000).

Zusammengefasst handelte es sich um die Bewertung der gesellschaftlichen Umbruchprozesse und ihrer Auswirkungen auf das psychiatrische Versorgungssystem in den „neuen" Bundesländern, aus der Forderungen hervorgingen, wie sich künftig gemeindenahe Psychiatrie weiterentwickeln sollte.

Neben Kritik am „Überstülpen" des westlichen Sozialsystems bei gleichzeitigem Negieren der in der DDR gemachten Erfahrungen (vor allem bei der Integration psychisch Kranker in den Arbeitsprozess) wurde zum „Trialog" zwischen Betroffenen, Angehörigen und Fachleuten aufgerufen, ohne den psychiatrische Professionalität nicht mehr auskommen könne. Der Aufbau gemeindenaher psychiatrischer Strukturen in kommunaler politischer und Finanzierungsverantwortung sollte mit Schwerpunkt auf dem Aufbau ambulanter Strukturen befördert werden.

2.3.2 Die Realität der Patientenversorgung am Beispiel des Bezirksfachkrankenhauses, ab 1991 Landesklinik Lübben 1990 – 2000

Anhand der vorliegenden Daten (Kunze H 1998) ist belegt, dass die Anzahl der Planbetten in den neuen Bundesländern deutlich sank (Erwachsenenpsychiatrie: von 1990 - 1995 um 46 %) Für die Kinder- und Jugendpsychiatrie liegen nur bundesweite Daten vor (von 1992 - 1995 Reduktion um 29 %).
Die Anzahl der Aufnahmen pro belegtes Bett stieg dem gegenüber an (Erwachsenenpsychiatrie neue Bundesländer: 1990 bis 1995 von 4 auf 11; Kinder- und Jugendpsychiatrie bundesweit:1992 bis 1995 von 4 auf 6).

Der Personalstand erhöhte sich bundesweit insgesamt um ca. ein Viertel des Ausgangswertes (Erwachsenenpsychiatrie: 1990 bis 1995 um 24 %; Kinder- und Jugendpsychiatrie 1992 bis 1995 um 21 %), wobei in der Erwachsenenpsychiatrie der neuen Bundesländer die Steigerung wesentlich moderater ausfiel (1990 bis 1995 um 8 %); für die Kinder- und Jugendpsychiatrie lagen lt. Kunze 1998 keine speziellen Daten zu den neuen Bundesländern vor.

In der Erwachsenenpsychiatrie stieg der Anteil der Einrichtungen mit Versorgungsverpflichtung (neue Bundesländer) zwischen 1991 und 1995 von 40,7 % auf 72,9 %, was zum Teil in der Neugründung von Abteilungen begründet war. In der Kinder- und Jugendpsychiatrie stieg diese Zahl im gleichen Zeitraum bundesweit von 48,3 % auf 80 % an; zu den neuen Bundesländern lagen lt. Kunze 1998 diesbezüglich keine Daten vor.

Im Land Brandenburg reduzierte sich die Anzahl der aufgestellten erwachsenenpsychiatrischen Betten von 2141 im Jahr 1991 auf 1530 am

01.01.2000. Diese Zahlen beinhalten auch die tagesklinischen Behandlungsplätze. 1995 existierten hier 1366 Betten (Plätze).

Im Bereich Kinder- und Jugendpsychiatrie stieg die Bettenzahl von 259 Betten im Jahr 1991 auf 432 Betten im Jahr 1995; im Jahr 1999 existierten 386 Betten.

Bezüglich des Personalbestandes existieren keine brandenburgischen Zahlen; hier kann nur auf Daten der Landesklinik Lübben zurückgegriffen werden (vgl. Kapitel 2.2.2).

Zur psychiatrischen Pflichtversorgung wurde am 25. 08. 1997 vom Brandenburgischen Ministerium für Arbeit, Soziales, Gesundheit und Frauen die „Verordnung über die Unterbringungseinrichtungen für psychisch Kranke (UBrV)" verabschiedet, die alle 18 Brandenburgischen Psychiatrischen Kliniken einbezog. Die kinder- und jugendpsychiatrische Pflichtversorgung blieb in der Zuordnung zu den Altbezirken bis 2000 unverändert.

In Südbrandenburg (Versorgungsgebiet Cottbus lt. 1. Krankenhausplan des MASGF Brandenburg von 1996) konzentrierte sich Brandenburger Psychiatriepolitik unter dem Leitmotiv der „regionalen Vollversorgung" i. R. eines gemeindepsychiatrischen Grundverständnisses auf ein Entzerren der zuvor bestehenden Schwerpunktstruktur in Richtung gleichmäßiger verteilter stationärer Behandlungsangebote unter Verzicht auf die Chance einer zweistufigen Vollversorgung mit psychiatrischen Schwerpunktkrankenhäusern. Im Jahr 1992 existierten in der Region zunächst 5 Standorte (Cottbus, Klettwitz, Lübben, Spremberg, Teupitz) mit insgesamt 614 Betten (davon 10 Tagesklinikplätze in Klettwitz). Die Ausgangsfallzahl dieses Jahres bezifferte sich auf 4228 Behandlungsfälle.

Mit sukzessiver Erweiterung der bestehenden Abteilungen an den ehemaligen Kreiskrankenhäusern und Neugründung der Abteilung in Finsterwalde bzw. der Tagesklinik in Guben wurde diese Entwicklung durch die Bettenreduktion in den beiden Landeskliniken nahezu ausgeglichen (vgl. Kapitel 2.3, Abb. 8).

Hatte das Bezirksfachkrankenhaus Lübben 1988 noch die Aufnahmeverpflichtung für die Patienten aus den Altkreisen Bad Liebenwerda, Lübben, Luckau, Cottbus, Finsterwalde, Guben, Herzberg, Spremberg und der kreisfreien Stadt Cottbus zu erfüllen (vgl. Kapitel 2.2), veränderten sich die Pflichtversorgungsbereiche parallel zur o. g. Entwicklung. Mussten bis 1993 Pflichtversorgungspatienten aus dem Kreis Calau noch akut an der deutlich näher gelegenen Lübbener Klinik vorbei nach Teupitz eingewiesen werden, war im Gefolge der Neuzuordnung der Versorgungsbereiche diese absurde Situation bereinigt worden.

In Vorbereitung des 1. Krankenhausplanes wurde versucht, durch Etablierung dezentraler gemeindenaher Angebote eine eher flächendeckende Versorgungsstruktur aufzubauen, um die Philosophie einer gemeindenahen, sozialpsychiatrisch orientierten Versorgung psychisch Kranker in Brandenburg umsetzen zu können. Nach der Kreisgebietsreform im Jahre 1994 bestand das Problem, die Planungen, die auf den bisherigen Altkreisen beruhten, in etwa mit den neuen Kreisstrukturen abzugleichen. So reduzierte sich der Vollversorgungsauftrag der Klinik für Psychiatrie und Psychotherapie der Landesklinik Lübben im Jahr 1994 auf die Altkreise Lübben, Luckau und Calau mit insgesamt ca. 116.000 Einwohnern. Dies führte zu erheblichen Schwierigkeiten bei der Akutversorgung, vor allem im Einzugsbereich der damaligen Nervenklinik am Bezirkskrankenhaus Cottbus, deren Pflichtversorgungspatienten bis dahin in Lübben behandelt worden waren (Kunze 1995) und im neuen Landkreis Elbe-Elster, für den praktisch noch kein gemeindenahes Versorgungskrankenhaus zur Verfügung stand. Aus diesem Problem resultierte 1995 eine Neudefinition der Pflichtversorgungsbereiche; in der „reformierten Variante" hatte die Landesklinik Lübben nun einen wesentlich größeren Zuständigkeitsbereich.

Parallel dazu wurde der Vollversorgungsauftrag von allen Psychiatrischen Abteilungen an Allgemeinkrankenhäusern übernommen, von denen aus unterschiedlichen Sachzwängen heraus nur einige auch Unterbringungen nach PsychKG realisiert hatten. 1995 war demzufolge die Pflichtversorgung im Versorgungsgebiet Cottbus wie folgt aufgeteilt, wobei die Daten des 1. Krankenhausplans lediglich gerundet vorlagen:

Einrichtung	Region Altkreise (AK)	Einw. gesamt
Carl-Thiem-Klinikum Cottbus	Cottbus-Stadt (128.000 EW) + aus AK Cottbus-Land: Kolkwitz (7.870 EW), Burg-Spreewald (8030 EW), Peitz (11.000 EW)	155.000
Landesklinik Lübben	AK Guben, Herzberg, Luckau, Lübben, Calau, Finsterwalde + Teil AK Bad Liebenwerda	281.000
Klinikum Niederlausitz GmbH	AK Senftenberg (115.000 EW), aus AK Bad Liebenwerda: Mühlberg/Elbe, Röderland, Elsterwerda, Schraden-Land, Plessa (24.000 EW)	139.000
Krankenhaus Spremberg	Spremberg (23.600 EW), Forst (26.100 EW); aus AK Cottbus-Land: Drebkau-NL (5760 EW), Welzow (9020 EW), Horno (5300 EW), Döbern (10.860 EW)	81.100
Landesklinik Teupitz	AK Königs Wusterhausen (84.900 EW) und Zossen (74.221 EW)	159.00

Tabelle 2: Aufteilung der Pflichtversorgungsbereiche im Versorgungsgebiet Cottbus 1995 – 1998. Nach: Landesamt für Soziales und Versorgung Brandenburg 1995

1998 veränderte sich die südbrandenburgische Pflichtversorgungslandschaft durch die Neugründung der Psychiatrischen Abteilung am Krankenhaus Finsterwalde 1997 erneut. In diesem Jahr existierten in der Region nunmehr 6 Standorte (Cottbus, Finsterwalde, Klettwitz, Lübben, Spremberg, Teupitz) mit insgesamt 594 Betten (davon insgesamt 57 Tagesklinikplätze an unterschiedlichen Standorten).

Mit In-Kraft-Treten der Brandenburgischen Unterbringungsverordnung vom 25.08.1998 wurde die in der Kreisgebietsreform vorgenommene Neugliederung bei der Zuordnung der Pflichtversorgungsgebiete berücksichtigt; es ergab sich für das Versorgungsgebiet Cottbus folgende Verteilung:

2 Allgemeine Grundlagen

Einrichtung	Region Altkreise (AK)	Einw. gesamt
Carl-Thiem-Klinikum-Cottbus	Stadt Cottbus	114.872
Krankenhaus Finsterwalde	Landkreis Elbe-Elster	134.684
Landesklinik Lübben	Ämter und amtsfreie Gemeinden aus Landkreisen LDS, OSL und TF	90.350
Klinikum Niederlausitz GmbH	Ämter und amtsfreie Gemeinden aus Landkreis OSL	100.271
Krankenhaus Spremberg	Landkreis Spree-Neiße	155.773
Landesklinik Teupitz	Ämter und amtsfreie Gemeinden aus Landkreisen LDS und TF	163.465

Tabelle 3: Aufteilung der Pflichtversorgungsbereiche im Versorgungsgebiet Cottbus ab 1998. Nach: Ministerium für Arbeit, Soziales, Gesundheit und Frauen: Verordnung über die Unterbringungseinrichtungen für psychisch Kranke (Unterbringungsverordnung - UBrV) vom 25. August 1997

Im Verlauf stellte sich die Entwicklung der Zahl der erwachsenen Einwohner im Pflichtversorgungsbereich des Versorgungsgebietes Cottbus bezogen auf die Lübbener Klinik wie folgt dar (Abb. 11):

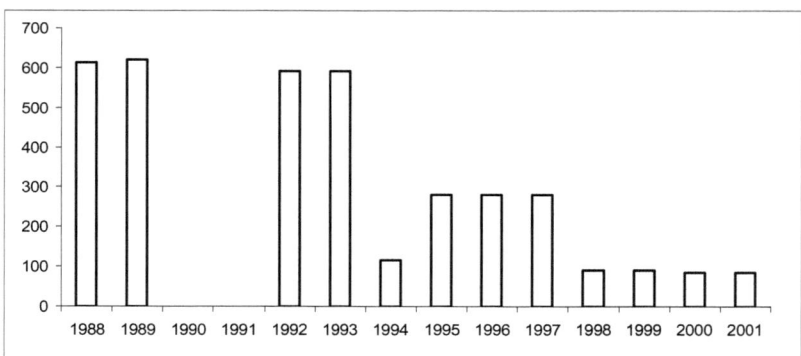

Abb. 11: Einwohnerzahl (Einwohner x 1000) im psychiatrischen Pflichtversorgungsbereich des Bezirksfachkrankenhauses/Landesklinik Lübben 1988 – 2000. Nach: Statistisches Jahrbuch der Deutschen Demokratischen Republik 1990 und Krankenhausbericht 2002

Die Zuordnung nach ehemaligen Bezirken in der kinder- und jugendpsychiatrischen Pflichtversorgung wurde bis 2000 und darüber hinaus beibehalten (Kinze 1991).

2.3.3 Die Kostenübernahmepraxis in Lübben 1990 - 2000

Mit der „Wende" stellten sich für die im Bezirksfachkrankenhaus Lübben tätigen Ärzte viele Fragen, die bis dato keinerlei Relevanz für die direkte Patientenversorgung hatten, so z. B. die der Kostenübernahme, zum technischen Ablauf derselben, zur „sozialen Indikation" (die in der DDR ein akzeptiertes Argument bei psychiatrischen stationären Behandlungen war), zum bisher unbekannten Phänomen der „Privatpatienten" und auch, warum die Begründung der Behandlungserfordernis gegenüber den Kostenträgern nunmehr eine ärztliche Aufgabe war, „obwohl es nur ums Geld geht".

Bei aller subjektiven Verunsicherung war es erforderlich, Erfahrungen im Umgang mit unterschiedlichen Kostenträgern zu machen und aus diesen zu lernen. Nach anfänglichen Schwierigkeiten, die unter den Mitarbeitern in erster Linie die Sinnfrage eines kostenorientierten Vorgehens betrafen, spielte sich das Procedere Kostenübernahmeantrag und Kostenübernahmeverlängerung mit medizinischer Begründung bis zur Mitte der 90iger Jahre des vergangenen Jahrhunderts vergleichsweise schnell ein. Völlig neu für die Mitarbeiter in den Kliniken war die Erfahrung, dass trotz „Zuständigkeit" der Krankenkassen für die Kostenübernahme und trotz ärztlicher Feststellung der stationären Behandlungsbedürftigkeit Behandlungskosten offen blieben und ggf. durch einen Sozialgerichtsprozess erstritten werden mussten. Bis 2000 wurden insgesamt 5 Prozesse auf nachhaltiges Insistieren der jeweiligen Chefärzte durch den Träger (das Landesamt für Soziales und Versorgung in Cottbus) mit unterschiedlichem Erfolg geführt. Im Jahr 1995 stellte die AOK Brandenburg wegen ungeklärter strittiger Kostenübernahmen ihre Zahlungen für über ein Jahr ein, was die Klinik bis an die Kapazitätsgrenze finanziell belastete. Im Jahr 1996 erfolgte ein Vergleich, der leider mit einem deutlichen Defizit betreffs der eingeplanten finanziellen Mittel verbunden war.

2.3.4 Die materiellen Grundlagen in Lübben ab 1992 (Bauzustand, personelle Ausstattung)

Am 18. 09. 1991 übernahm das Land Brandenburg die Trägerschaft des damaligen Bezirksfachkrankenhauses für Neurologie und Psychiatrie Lübben. Nach Beginn der Zielplanung im Sommer 1991 nahmen bereits im Frühjahr 1992 die ersten Baumaßnahmen ihren Anfang. Zuerst konnten Jahr 1993 die Häuser 8 und 10 (Kinder- und Jugendpsychiatrie und Heimbereich der enthospitalisierten Patienten = BSHG-Bereich) nach aufwendiger Rekonstruktion und Modernisierung eröffnet werden (vgl. Abb. 8).

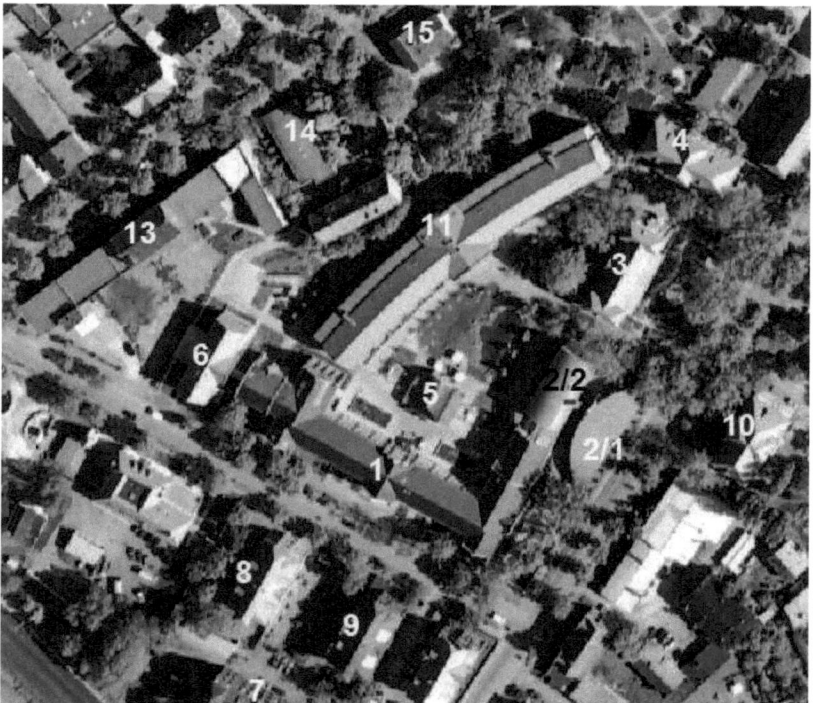

Abb. 12: Die Landesklinik Lübben nach der Sanierung 1998 (Geländeübersicht mit nummerierten Häusern: vgl. Tabelle 4). Nach: Landesvermessung und Geobasisinformation Brandenburg - Luftbildsammelstelle 2010

2 Allgemeine Grundlagen

Haus			Station/Nutzung
1	Neurologie	6 Betten	1.1 Intensivneurologie
		16 Betten	1.2 Allgemeine Neurologie
		18 Betten	1.3 Allgemeine Neurologie Funktionsdiagnostik
	Verwaltung		
2/1	Technik/Heizhaus/ Werkstatt		
2/2	Küche/Casino		
3	Erwachsenenpsychiatrie	16 Betten	2.6 Gruppenpsychotherapie
	Kinder-Jugendpsychiatrie	14 Betten	3.1 Geistig Behinderte
4	Erwachsenenpsychiatrie	18 Betten	2.1 Suchterkrankungen
5	Cafeteria		
6	Neurologie		Liegendanfahrt
7	ehem. Stadtverwaltung		Leerstand vor Sanierung
8	Kinder-Jugendpsychiatrie	12 Betten	3.3 Schulkinder
		12 Betten	3.4 Schulkinder
9	Sucht-Reha (bis 1999)	22 Betten	4.1 "Entwöhnungsbehandlung"
	Kinder-Jugendpsychiatrie (ab 2000)	12 Betten	Jugendliche
10	BSHG-Bereich Erwachsene	12 Betten	5.1 stark Förderbedürftige
		12 Betten	5.2 mittel Förderbedürftige
		11 Betten	5.3 leicht Förderbedürftige

Haus			Nutzung	
11	Erwachsenenpsychiatrie		Ergo-/Physiotherapie/Bibliothek	
		18 Betten	2.2 Sektor EE	
		18 Betten	2.3 Sektor OSL	
		18 Betten	2.4 Sektor LDS	
		18 Betten	2.5 Sektor SPN	
13	Mischnutzung/ Umzugsstation/		Schule	
14	Erwachsenenpsychiatrie	15 Plätze	2.7 Tagesklinik	
15	Kinder- Jugendpsychiatrie	16 Betten	3.2 Jugendliche	

Tabelle 4: Übersicht über die Aufteilung der Kliniken und Fachbereiche an der Landesklinik Lübben nach 1998. Nach: Böhme 2010, Stuckatz 2009, Kinze 2010

1994 begann im alten Haupthaus 1 der Innenaus- und Umbau der durch die Enthospitalisierung der Langzeitpatienten und den Umzug der Klinikverwaltung frei gewordenen Gebäudeteile zur Verbesserung der Arbeitsbedingungen der Neurologischen Klinik. Neben neuen Wirtschafts- und Technikgebäuden (1993 - 1994) entstand in den Folgejahren der Neubau des psychiatrischen Bettenhauses (Haus 11: 1996 - 1998) als Basis für die neuen Strukturen im Bereich der Erwachsenenpsychiatrie.

Parallel zu den Neu- und Umbauten wurde in den Jahren 1996 bis 1998 die Fassaden- und Dachstuhlsanierung der Häuser 3 und 4 vorgenommen; auch der Innenausbau der Häuser wurde im Rahmen der bestehenden Möglichkeiten den aktuellen Erfordernissen angepasst. Beim Abriss der alten Wirtschafts- und Technikgebäude erschien es sinnvoll, einen einzelnen Gebäudeteil (Haus 5) bewusst zu erhalten und zu rekonstruieren, der seit 1997 als Cafeteria einen zentral gelegenen, gern genutzten Treffpunkt darstellt.

1998 bis 2000 vollzog sich der Umbau des alten Haupthauses 1 mit Entkernung und veränderter Raumgestaltung. Hier etablierte sich neben der Klinikverwaltung die Neurologische Klinik (inclusive stroke-unit, Liegenanfahrt, modernem Funktionsdiagnostiktrakt, Labor und perspektivisch MRT).

Im gleichen Zeitraum konnte die Umgestaltung der Außenanlagen ihren Abschluss finden. Ein 1993 zunächst als Ausweichvariante aufgestellter Container-Flachbau (Haus 14) wird seit 2000 nach Umzug der Klinikverwaltung in einen rekonstruierten Teil des Hauses 1 durch die Tagesklinik nachgenutzt, die damit über einen auch räumlich eigenständigen, ansprechenden Bereich verfügt.

In der damaligen kinderneuropsychiatrischen Klinik ergaben sich ebenfalls schrittweise sowohl bauliche Veränderungen als auch konzeptionelle Weiterentwicklungen, die mit der Neueröffnung des Hauses 8 im Jahr 1993 ihren Anfang nahmen. Hier entstand ein Therapiebereich für behandlungsbedürftige normintelligente Grundschulkinder (nach der Schulreform 1. - 6. Klasse), die seitdem auf zwei Stationen mit jeweils 12 Kindern (zwei 6-er-Kleingruppen) pro Ebene auf zwei Etagen (Stationen 3.3 und 3.4) betreut werden. Die Beschulung der Patienten der neuen Stationen 3.3 und 3.4 erfolgte im Dachgeschoss des gleichen Hauses; ein angeschlossener umzäunter Garten für Sport- und Freizeitaktivitäten ergänzte das Angebot des Hauses 8.

Parallel dazu wurde die bisherige Bausubstanz seit 1993 sukzessiv verbessert, wobei die Rekonstruktion weiterer Häuser der Altbausubstanz die eingangs nicht mehr akzeptable räumliche und bauliche Situation etwas linderte; die Station 3.1 im Obergeschoß des Hauses 3 mit 12 Betten und nunmehr stärkerer Betonung des Bereiches für geistig Behinderte (6 Vorschulkinder und 6 geistig behinderte Kinder und Jugendliche) existierte nun neben der Station 3.2 mit 18 Betten (normintelligente Jugendliche ab 7. Klasse), die nach Trennung der vorher gemeinsamen Station V 1994 in die Räume der ehemaligen Station III (geschlossene „Chronikerstation") und ab 1996 in den vom Haus erworbenen „Fröbel"-Kindergarten (Haus 15, vor dem 2. Weltkrieg Chefarzt-Villa) umzog. Die Beschulung der Patienten der Stationen 3.1 bis 3.4 erfolgte in eigenen zentralen Schulräumen, die ab 1992 durch Umzug in ein Gebäude des an der Klinik gelegenen ehemaligen Trikotagenwerkes (Haus 13) nach vorheriger Enge deutlich erweitert werden konnten.

Am Ende des Jahres 2000 erfolgte die offizielle Neueröffnung der Station 3.5 mit 12 Betten als Akut- und Kriseninterventionsstation für Jugendliche in den Räumen der 1999 geschlossenen Station 4.1 (Haus 9), was nach jahrelangem Kampf um die Festlegungen des Landesbettenplans eine erneute Erweiterung des Angebotsspektrums bedeutete. Damit war eine Bettenreduktion auf der ohnehin räumlich sehr beengten Station 3.2 möglich; die Klinik für kinder- und Jugendpsychiatrie verfügte ab 2000 über 60 real nutzbare Betten.

3 Material und Methode

3.1 Eingrenzen des Untersuchungsgegenstands

Nachdem 2001 die Lübbener Klinik ihr 125-jähriges Bestehen feiern konnte, entstand angesichts der vielfältigen medizinhistorischen Publikationen das Interesse des Autors am Festhalten der teilweise durch ihn selbst miterlebten vielfältigen Veränderungen sowohl der psychiatrischen Versorgungslandschaft als auch des Hauses selbst. Es bestand zunächst die Frage, welche Daten sich als erhebbar erweisen würden, um anschließend wissenschaftlich bearbeitet werden zu können. Basierend auf den EDV-basierten Diagnosestatistiken der Lübbener Klinik der Jahre 1992 bis 2000 entstand der Eindruck, dass Veränderungen der Diagnosehäufigkeit nicht eindeutig „auf den ersten Blick" zuordenbar erschienen. Es lag nahe, dass neben der Zunahme an Behandlungsplätzen andere Wirkfaktoren die Diagnosehäufigkeit beeinflussten. Um diese Größen besser identifizieren zu können, wurde versucht, einen Vergleich mit Daten vor 1989 vorzunehmen, was zumindest in Lübben durch den eher zufälligen Fund einer „Krankenblattstatistik" für das Jahr 1988 unter den alten Patientenakten im Archiv des Hauses möglich wurde. Die gesamtdeutschen Daten wurden den Veröffentlichungen des brandenburgischen MASGF entnommen und durch weitere Recherchen ergänzt. Trotz intensiver Recherche im Brandenburgischen Landeshauptarchiv waren keine weiteren Statistiken auffindbar, die die Diagnosehäufigkeit an konkreten Standorten eindeutig abbildeten.

3.2 Entwicklung der Psychiatrischen Versorgungslandschaft in Südbrandenburg

Zur Datengewinnung wurden die in der Region befindlichen psychiatrischen Kliniken angeschrieben und um Mitteilung zur Entwicklung von Fallzahl und Bettenzahl pro Jahr bis 2000 gebeten. Der Rücklauf betrug 100 %.

3.3 Entwicklung am Bezirksfachkrankenhaus / Landesklinik Lübben 1988 - 2000

Zur Entwicklung der Klinik in Lübben wurden neben dem persönlichen Erleben des Autors, der hier vom 01.10.1989 bis 30.06.1990 im Rahmen seiner Facharztausbildung tätig war und ab 01.01.1992 bis heute hier angestellt ist, Interviews mit Mitarbeitern geführt, die bereits vor dem und über den Untersuchungszeitraum von 1988 bis 2000 hinaus im Haus arbeiteten:

- Dr. med. habil. W. Kinze als Chefarzt der Klinik für Kinderneuropsychiatrie am Bezirksfachkrankenhaus Lübben (ab 1994 Klinik für Kinder- und Jugendpsychiatrie und –psychotherapie der Landesklinik Lübben) und von 1993 bis 2007 ärztlicher Leiter des gesamten Hauses
- K. Schuppan, Ökonomische Direktorin des Bezirksfachkrankenhauses Lübben (ab 1991 Verwaltungsleiterin der Landesklinik Lübben),
- Dipl.-Psych F. Stuckatz, Psychologin in der Klinik für Psychiatrie am Bezirksfachkrankenhaus Lübben (ab 1991 Klinik für Psychiatrie und Psychotherapie der Landesklinik Lübben), ab 1993 Leiterin der Station 2.5, ab 1998 der Station 2.6 und
- Dipl.-Psych. M. Zedler, Leiterin des „Entwöhnungsbereiches" am Bezirksfachkrankenhaus Lübben (ab 1991 Klinik für Psychiatrie und Psychotherapie der Landesklinik Lübben), ab 1999 Leiterin der Tagesklinik.

Gleichzeitig wurde die vorhandene Literatur zur Entwicklung des Standortes Lübben gesichtet, die vor allem dank der Zusammenarbeit mit Dr. K. Hübener (Universität Potsdam) und ihrer umfangreichen Publikationen zur Entwicklung der psychiatrischen Kliniken im Land Brandenburg eine gute Basis zur Recherche bildete.

3.4. Methodik der Datengewinnung

3.4.1 Das Krankenhausinformationssystem (KIS)

Das KIS in Lübben erfasste neben anderer Daten ab 1991 Haupt- und Nebendiagnosen, Einweiser und Verweildauern der behandelten Patienten. Bis 1999 erfolgte die Erfassung nach der ICD-9-Verschlüsselung 4-stellig; ab 2000 wurden nach ICD-10 5-stellig verschlüsselte Daten gespeichert.

3 Material und Methode

3.4.2 Das Archiv des Asklepios Fachklinikums Lübben

Im Keller des Hauses 1 befand sich vor der Sanierung der Gebäude das Archiv des Hauses, in dem seit der Wiedereröffnung als Fachkrankenhaus im Jahr 1962 Patientenakten in Papierform gelagert wurden und sich dort über mehrere Jahre hinweg auf Grund der maroden Bausubstanz in einem z. T. desolaten Zustand befanden. Ein Verwaltungsarchiv, das parallel existierte, musste wie das Krankenblattarchiv im Zuge der Umbauten und Sanierungsaktvitäten ebenfalls mehrfach umgelagert werden. Die Patientenakten konnten nach Umzug in den Keller im Neubau des Hauses 11 nach modernen Gesichtspunkten archiviert werden; hier fanden sich auch einige wenige Ordner des Verwaltungsarchivs, die durch die Umzüge augenscheinlich unter dem Gesichtspunkt der Rettung vor Wasserschäden unter den noch nicht neu archivierten Dokumenten lagen. Darunter befand sich die in dieser Arbeit genutzte „Krankenblattstatistik" für 1988 vom 21.05.1989, die als Durchschrift der Meldung an das damalige „Bezirksinstitut für Sozialhygiene und Datenverarbeitung" in Cottbus existiert.

3.4.3. Das Brandenburgische Landeshauptarchiv

Das Brandenburgische Landeshauptarchiv mit seinen Standorten in Potsdam und Lübben ist neben der Erfassung, Bewertung und Übernahme von Dokumenten mit deren Erschließung, Ordnung, Verwahrung, Sicherung und Auswertung befasst. Die Dokumente des damaligen „Bezirksinstituts für Sozialhygiene und Datenverarbeitung" in Cottbus wurden dort unter „Staatliche Zentralverwaltung für Statistik" mit den Unterlagen der „Bezirksstelle Cottbus" archiviert. Lt. Mitteilung vom April 2008 befanden sich im Brandenburgischen Landeshauptarchiv Unterlagen des ehemaligen Büros für Sozialhygiene Cottbus (auch Bezirksinstitut für Sozialhygiene und Datenverarbeitung), die eingesehen werden konnten. Es wurde ferner mitgeteilt: „... Der Bestand enthält vor allem formgebundene medizinalstatistische Unterlagen des Medizinisch-Statistischen Bereichs mit Angaben für den Bezirk Cottbus, dessen Kreise und den einzelnen Einrichtungen des Gesundheits- und Sozialwesens. Wie Sie aus dem als pdf-Datei beigefügten Findbuch ersehen können, lassen sich direkte Meldungen des Bezirksfachkrankenhauses Lübben an das o. g. Bezirksinstitut nicht ermitteln ..."

Leider war auch nach persönlicher Durchsicht des vorliegenden Aktenbestandes keine weitere vergleichbare „Krankenblattstatistik", die eine eindeutige Zuordnung zu einem konkreten Standort ermöglichte, auffindbar.

3.4.4 Interviews

Aus den o. g. Gründen wurden die unter 3.3 genannten Interviews mit Mitarbeitern der Lübbener Klinik vorgenommen, die spätestens 1985 bereits im Haus zu arbeiten begonnen hatten. Persönliche Gespräche mit dem ehemaligen Chefarzt der Nervenklinik Cottbus Dr. med. H.-G. Kunze und mit dem damaligen Stations- und nunmehr Oberarzt an der Klinik für Psychiatrie, Psychotherapie und Psychosomatik am Carl-Thiem-Klinikum Cottbus Dipl.-Med. S. Lutter, halfen bei der Beschreibung der Versorgungssituation in der Region vor 1990.

3.5. Aufarbeitung der Daten

3.5.1. Klassifikation und Diagnosen

Bis 1999 erfolgte die Speicherung der Diagnosen im KIS nach Verschlüsselung über die Vorgaben der damals gültigen ICD-9. Im Jahr 2000 erfolgte die Umstellung des abrechnungsrelevanten Diagnoseschlüssels von ICD-9 auf ICD-10. Ab dem Jahr 2000 wurden demzufolge die Diagnosen im KIS mittels der 5-stelligen Klassifikation der ICD-10 verschlüsselt und gespeichert. Zur Untersuchung der Diagnosespektren der Landesklinik Lübben wurden ausschließlich Hauptdiagnosen herangezogen.

3.5.2 Umverschlüsselung von ICD-10 auf ICD-9

Um den Einfluss unterschiedlicher Faktoren auf die Evidenz diagnostischer Zuordnung darstellen zu können, wurden aus Gründen der besseren Vergleichbarkeit die ICD-10-Diagnosen des Jahres 2000 in vergleichbare Kategorien der ICD-9 umverschlüsselt. Zur Umverschlüsselung wurde die „Synoptische Tabelle ICD-9, ICD-10, DSM III-R" (Remschmidt und Schmidt 1994) genutzt. Die gemäß ICD-10 erfassten Diagnosen wurden unter Beachtung der Referenztabellen der WHO (Dilling und Freyberger 1999) bearbeitet.

4 Ergebnisse

Es erfolgte eine kritische Durchsicht der Diagnosen aus der Klinik für Kinder- und Jugendpsychiatrie anhand der Zuordnungshinweise im „Multiaxialen Klassifikationsschema für psychische Störungen des Kindes- und Jugendalters nach ICD-10 der WHO" (Remschmidt, H. & Schmidt, M. H. - Hrsg. 1994).

4. Ergebnisse

4.1. Entwicklung von Fallzahl und Nutzungsgrad in der untersuchten Klinik (1988 – 2000) und der Region (1992 – 2000)

Die Erhebung von Daten der anderen Südbrandenburgischen Kliniken wurde bewusst auf Bettenzahl und Fallzahl begrenzt, da sich in telefonischen Vorab-Rücksprachen ergab, dass nicht alle der Befragten auf Grund der unterschiedlichen Datenverarbeitungssysteme zu konkreten Jahren zuzuordnende durchschnittliche Verweildauern benennen konnten. Im Folgenden wird deshalb statt auf die Verweildauer auf den als „Nutzungsgrad" bezeichneten Quotienten aus Fallzahl/Planbett eingegangen, der zumindest eines Aussage über die Intensität und Dichte der stationären Behandlung macht und damit eine Vergleichsgröße für die unterschiedlichen Kliniken darstellt. Korrekte Zahlen für die umliegenden Häuser (außer Lübben) waren erst ab 1992 zuverlässig verfügbar.

4.1.1 Bezirksfachkrankenhaus / Landesklinik Lübben

4.1.1.1. Erwachsenenpsychiatrie Bezirksfachkrankenhaus / Landesklinik Lübben
Veränderung der Bettenzahl

Der Abbau stationärer Betten vollzog sich ebenfalls in Lübben. Die Bettenzahl in der Erwachsenenpsychiatrie verringerte sich von 235 im Jahr 1988 auf 183 Betten im Jahr 1991. Nach weiterer Bettenreduktion ab 1992 vor allem durch Schließung der „Chronikerstationen" und Enthospitalisierung der Langzeitpatienten erfolgte in den Folgejahren eine weitere schrittweise Reduktion auf 105 stationäre Betten (inklusive 4 teilstationärer Plätze) im Jahr 2000 (Abb. 13).

4 Ergebnisse

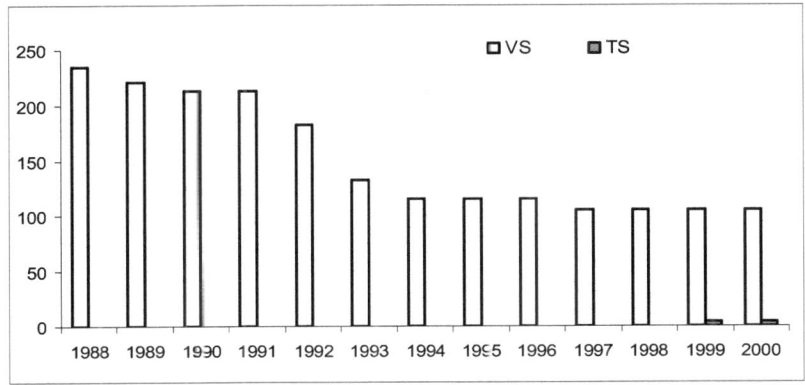

Abb. 13: Bettenzahl vollstationär (VS) und teilstationär (TS) Erwachsenenpsychiatrie am Bezirksfachkrankenhaus / Landesklinik Lübben 1988 – 2000 (Quelle: KIS Lübben)

Veränderung der Fallzahl und der Verweildauer

Die Gesamtfallzahl steigerte sich demgegenüber deutlich von 835 im Jahr 1988 auf 1393 Fälle im Jahr 2000 (Abbildung 14).

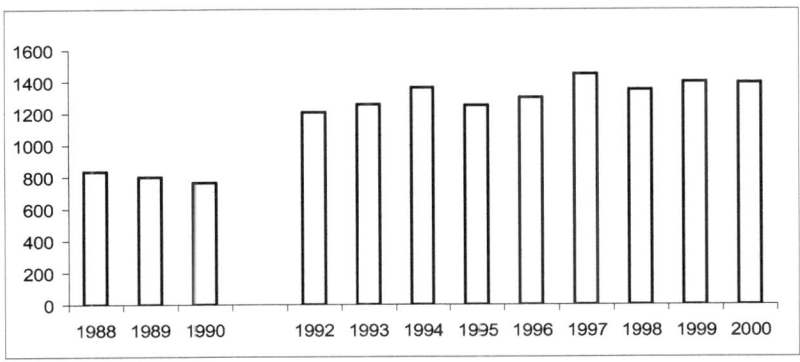

Abb. 14: Fallzahl vollstationär Erwachsenenpsychiatrie am Bezirksfachkrankenhaus / Landesklinik Lübben 1988 – 2000 (Quelle: KIS Lübben)

Die durchschnittliche Verweildauer in der Klinik für Psychiatrie und Psychotherapie sank im untersuchten Zeitraum kontinuierlich von knapp 59 Tagen 1988 auf rund 26 Tage 2000 und lag damit unter dem Bundes- und etwas über dem Brandenburgischen Durchschnitt (vgl. Abb. 1).

4 Ergebnisse

Veränderung des Nutzungsgrades

Der Nutzungsgrad in Form der Fälle pro vollstationärem Bett und Jahr erhöhte sich deutlich von 3,6 im Jahr 1988 auf 13,3 im Jahr 2000 (Abb. 15).

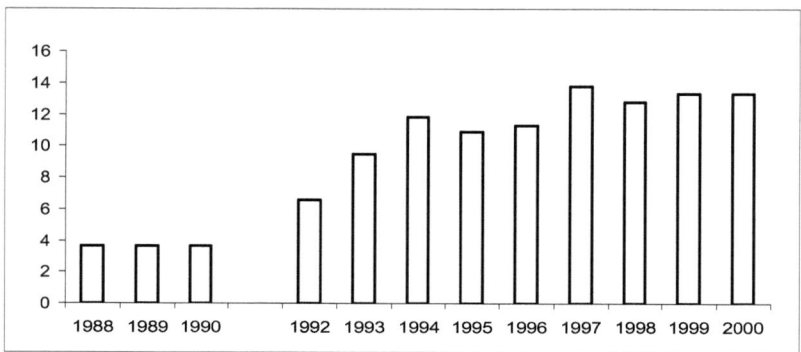

Abb. 15: Nutzungsgrad (Fallzahl/Bett) Erwachsenenpsychiatrie Bezirksfachkrankenhaus / Landesklinik Lübben 1988 – 2000 (Quelle: KIS Lübben)

4.1.1.2 Kinder- und Jugendpsychiatrie Bezirksfachkrankenhaus / Landesklinik Lübben

Veränderung der Bettenzahl

In der Kinder- und Jugendpsychiatrie standen im Jahr 1988 59 Betten zur Verfügung. Nach Reduktion von 59 Planbetten im Jahre 1992 auf 54 belegbare Betten (bedingt durch extreme Raumnot und gleichzeitiger Umstrukturierung in den Folgejahren) war durch die Neueröffnung der Station 3.5 Ende des Jahres 2000 wieder die Möglichkeit geschaffen worden, im Folgejahr mit 60 Betten arbeiten zu können (Abb. 16).

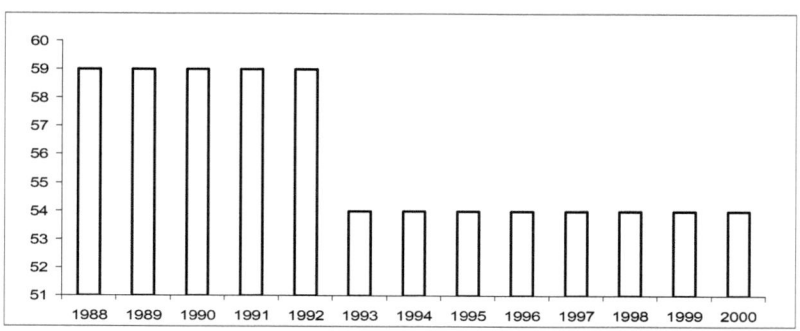

Abb. 16: Bettenzahl Kinderneuropsychiatrie / Kinder- und Jugendpsychiatrie und -psychotherapie am Bezirksfachkrankenhaus / Landesklinik Lübben 1988 – 2000 (Quelle: KIS Lübben)

4 Ergebnisse

Veränderung der Fallzahl und der Verweildauer

Trotz Bettenreduktion nahm die Fallzahl (Abb. 40) in der Tendenz kontinuierlich zu (1988: 191; 2000: 544).

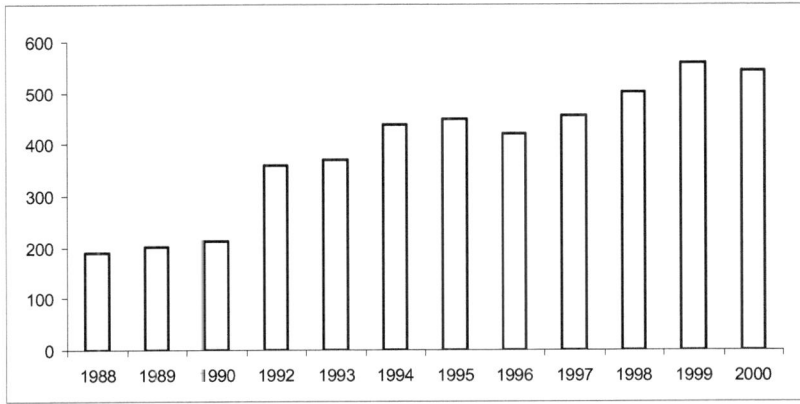

Abb. 17: Fallzahl Kinderneuropsychiatrie / Kinder- und Jugendpsychiatrie und -psychotherapie am Bezirksfachkrankenhaus / Landesklinik Lübben 1988 – 2000 (Quelle: KIS Lübben)

Die durchschnittliche Verweildauer in der Klinik für Kinder- und Jugendpsychiatrie/Psychotherapie sank im untersuchten Zeitraum kontinuierlich von rund 42 Tagen 1992 auf rund 38 Tage 2000 und lag damit immer unter BRD- und Brandenburgischem Durchschnitt (Abb. 17):

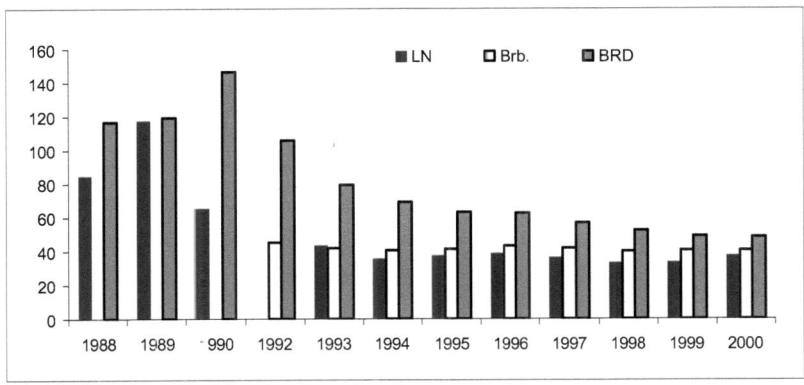

Abb. 18: Entwicklung der durchschnittlichen Verweildauer in der Kinder- und Jugendpsychiatrie im Vergleich Lübben (LN) / Brandenburg (Brb) / Bundesrepublik Deutschland (BRD) 1988 – 2000. Nach: MASGF Krankenhausbericht 2002.

4 Ergebnisse

Veränderung des Nutzungsgrades

Der Nutzungsgrad in Form der Fälle pro Bett und Jahr erhöhte sich im Gegensatz zur Verweildauer deutlich von 3,2 im Jahr 1988 auf 10,1 im Jahr 2000 (Abb. 19).

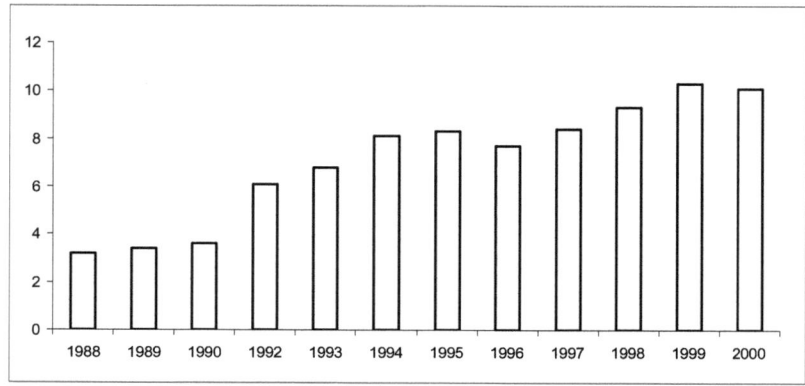

Abb. 19: Nutzungsgrad Kinderneuropsychiatrie / Kinder- und Jugendpsychiatrie und -psychotherapie am Bezirksfachkrankenhaus / Landesklinik Lübben 1988 – 2000 (Quelle: KIS Lübben)

4.1.2 Bezirkskrankenhaus Cottbus – Nervenklinik / Carl-Thiem-Klinikum Cottbus – Klinik für Psychiatrie, Psychotherapie und Psychosomatik

Nachdem sich in den 70er Jahren in Cottbus die Nervenklinik am Bezirkskrankenhaus Cottbus (Neurologie und Psychiatrie zunächst auf gemeinsamen, später sich differenzierenden Stationen) etabliert hatte, erfolgte am 01. 01. 1996 mit Trennung der Fachbereiche die Neugründung der Klinik für Psychiatrie, Psychotherapie und Psychosomatik als Abteilung des Carl-Thiem-Klinikums mit anfangs 56 vollstationären und 12 tagesklinischen Betten und Vollversorgungsauftrag. Die Stationen wurden sektorisiert; die Institutsambulanz, die sich aus den Strukturen der ehemaligen Nervenpoliklinik weiterentwickelte, besteht seit 1996 in der jetzigen Form (Lutter 2009). Die Bettenzahl hatte sich von 1995 von 48 auf 100 Betten (80 vollstationäre, 20 tagesklinische) Betten ab 1997 erhöht, wobei mit dem Aufbau der Tagesklinik zum Ende des Beobachtungszeitraums ein Verhältnis von 1:4 (tagesklinische:vollstationäre Betten) resultierte (Abb. 20).

4 Ergebnisse

Die Unterteilung in „psychiatrische" und „neurologische" Betten war in Cottbus bis 1996 so nicht vorgenommen worden, was auch mit der betonten Zusammengehörigkeit beider damals noch nicht vollkommen getrennter Fachgebiete zu erklären ist. In der persönlichen Befragung von Dr. H.-G. Kunze und Dipl.-Med. S. Lutter (beide damals in der Nervenklinik Cottbus tätig) konnte zumindest die Zuordnung der Betten rekonstruiert werden; zur konkreten psychiatrischen Fallzahl waren nur Schätzungen möglich. Aus diesem Grund werden hier keine Daten genannt. Zumindest sicher ist, dass im Jahr 1995 45 psychiatrische Betten offiziell als solche genannt wurden (Kunze 1995).

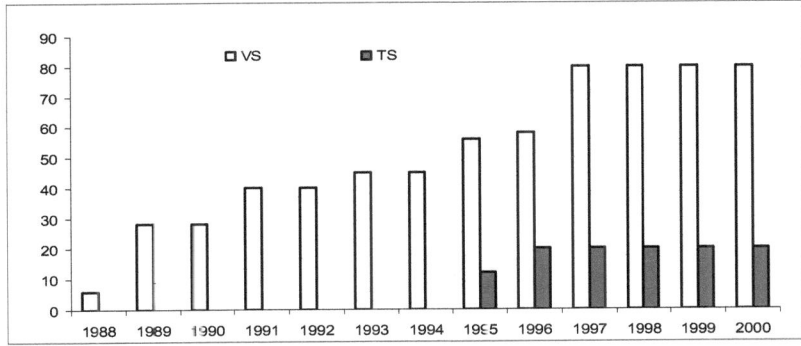

Abb. 20: Psychiatrische Bettenzahl (vollstationär: VS / teilstationär: TS) Bezirkskrankenhaus Cottbus – Nervenklinik / Carl-Thiem-Klinikum Cottbus – Klinik für Psychiatrie, Psychotherapie und Psychosomatik 1988 – 2000 (Quelle: Sikorski 2001)

Die Gesamtfallzahl voll- und teilstationär verdoppelte sich nahezu (1992: 853; 2000: 1482) (Abb. 21):

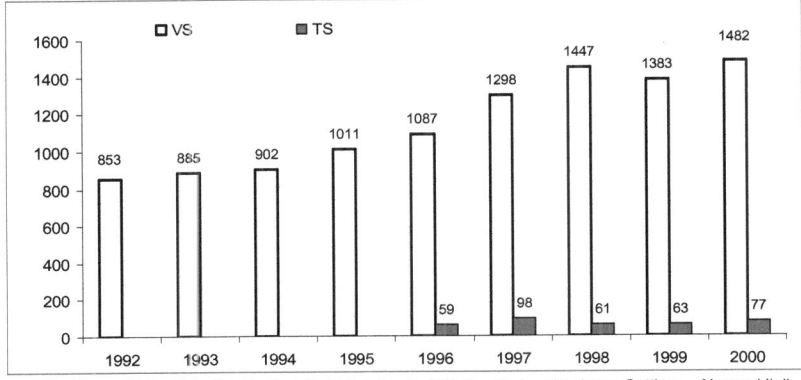

Abb. 21: Gesamtfallzahl (vollstationär: VS / teilstationär: TS) Bezirkskrankenhaus Cottbus – Nervenklinik / Carl-Thiem-Klinikum Cottbus – Klinik für Psychiatrie, Psychotherapie und Psychosomatik 1988 – 2000 (Quelle: Sikorski 2001)

4 Ergebnisse

Der Nutzungsgrad sank von initial (1992) 17,8 auf 15,6 im Jahre 2000 (Abb. 22):

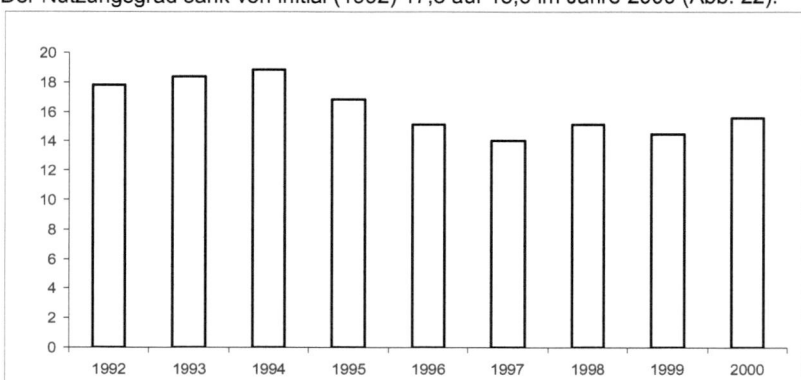

Abb. 22: Nutzungsgrad Bezirkskrankenhaus Cottbus – Nervenklinik / Carl-Thiem-Klinikum Cottbus – Klinik für Psychiatrie, Psychotherapie und Psychosomatik 1992 – 2000 (Quelle: Sikorski 2001)

4.1.3 Psychiatrische Abteilung am Kreiskrankenhaus Finsterwalde / Klinikum Elbe-Elster

Im 3. Quartal 1997 wurde die neu gegründete sektorisierte Abteilung für Psychiatrie, Psychotherapie und Psychosomatik am Kreiskrankenhaus Finsterwalde mit 54 Betten eröffnet. Im Jahr 2000 standen 70 vollstationäre Betten zur Verfügung (Abb. 23). Die Eröffnung einer ausgelagerten Tagesklinik befand sich im Jahr 2000 in Planung.

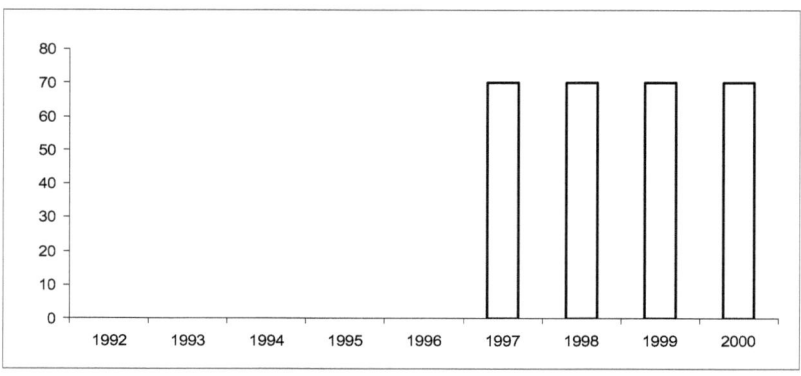

Abb. 23: Psychiatrische Bettenzahl vollstationär Psychiatrische Abteilung am Kreiskrankenhaus Finsterwalde / Klinikum Elbe-Elster Finsterwalde 1992 – 2000 (Quelle: Christmann 2001)

4 Ergebnisse

Die Fallzahl stieg auf über das 3,5 -fache (1997: 235; 2000: 1018) (Abb. 24):

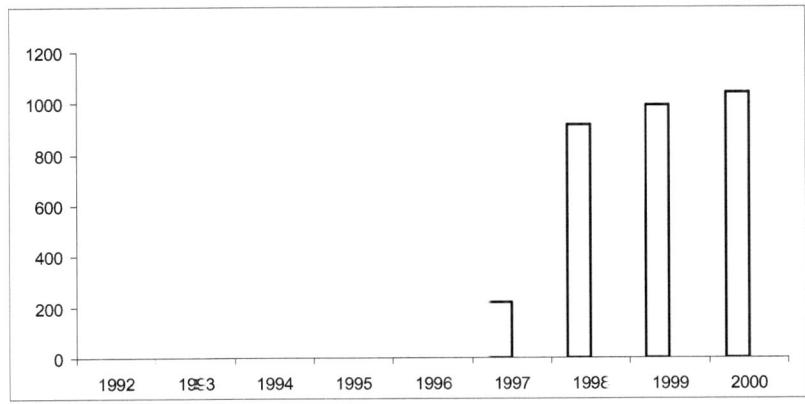

Abb. 24: Fallzahl vollstationär Psychiatrische Abteilung am Kreiskrankenhaus Finsterwalde / Klinikum Elbe-Elster) Finsterwalde 1992 – 2000 (Quelle: Christmann 2001)

Der Nutzungsgrad stieg deutlich von initial (1997) 3,8 auf 14,9 im Jahre 2000 (Abb. 25):

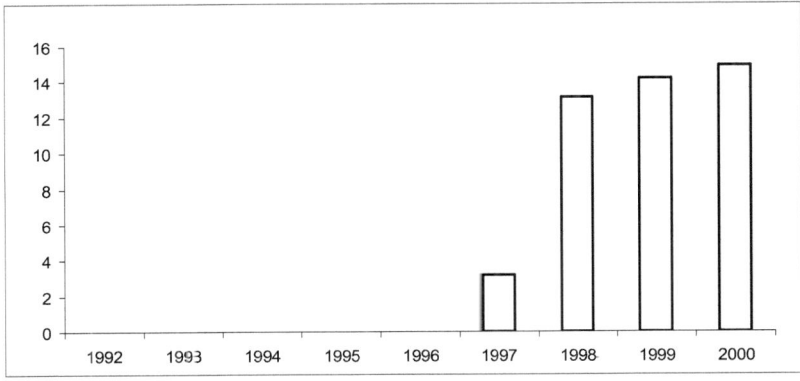

Abb. 25: Nutzungsgrad (Fallzahl/Bett) vollstationär Psychiatrische Abteilung am Kreiskrankenhaus Finsterwalde / Klinikum Elbe-Elster 1992 – 2000 (Quelle: Christmann 2001)

4 Ergebnisse

4.1.4. Psychiatrische Abteilung am Bergmannskrankenhaus Klettwitz / Krankenhaus Senftenberg / Klinikum Niederlausitz

Nach Gründung der Psychiatrischen Abteilung des Kreiskrankenhauses Senftenberg am Standort des damaligen Bergmannskrankenhauses Klettwitz im Jahre 1985 (17 Betten) verfügte die Klinik 1992 über 37 vollstationäre und 10 teilstationäre Betten mit einer speziellen psychotherapeutischen Abteilung am Standort Annahütte. Im Jahr 2000 hatte sich die Bettenzahl auf 25 teilstationäre und 54 vollstationäre Betten erhöht (Abb. 26). Es besteht ein regionaler Vollversorgungsauftrag. Die Institutsambulanz etablierte sich parallel auch mit Außenstandort in Senftenberg.

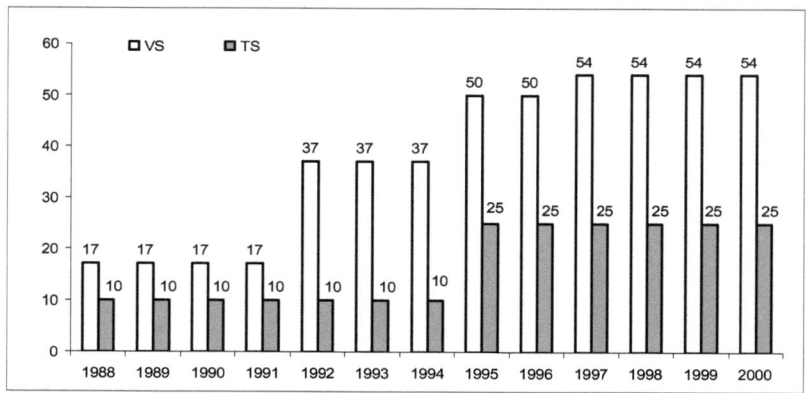

Abb. 26: Bettenzahl (vollstationär: VS / teilstationär: TS) Psychiatrische Abteilung am Bergmannskrankenhaus Klettwitz / Klinikum Niederlausitz 1992 – 2000 (Quelle: Schiefer 2001)

4 Ergebnisse

Die Gesamtfallzahl (voll- und teilstationär) hatte sich mehr als verdoppelt (1992: 327; 2000: 772) (Abb. 27).

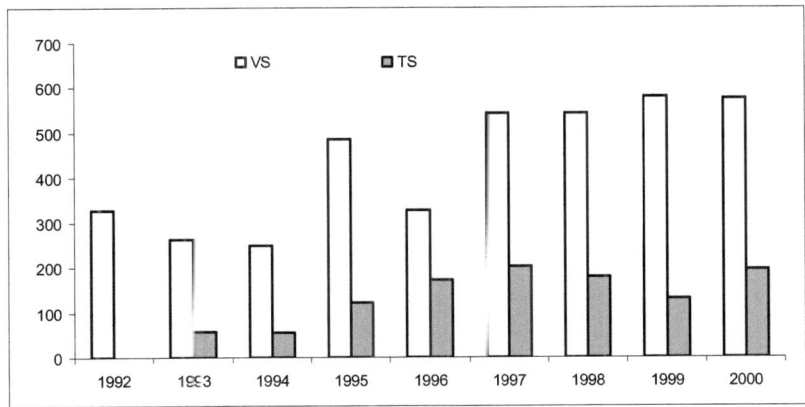

Abb. 27: Gesamtfallzahl (vollstationär: VS / teilstationär: TS) Psychiatrische Abteilung am Bergmannskrankenhaus Klettwitz / Klinikum Niederlausitz 1992 – 2000 (Quelle: Schiefer 2001)

Der Nutzungsgrad stieg von initial (1992) 7 auf 8,7 im Jahre 2000 (Abb. 28):

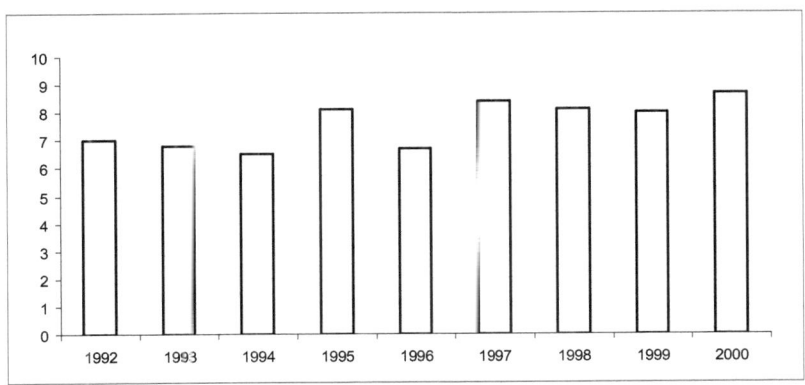

Abb. 28: Nutzungsgrad (vollstationäre FZ/vollstationäres Bett) Psychiatrische Abteilung am Bergmannskrankenhaus Klettwitz / Klinikum Niederlausitz 1992 – 2000 (Quelle: Schiefer 2001)

4 Ergebnisse

4.1.5 Psychiatrische Abteilung am Krankenhaus Spremberg

Die Spremberger Psychiatrische Abteilung wurde 1991 eröffnet und arbeitet sektorisiert auf zwei Stationen mit anfangs 33 Betten und regionalem Vollversorgungsauftrag. Im Jahr 2000 verfügte die Klinik über 30 tagesklinische und 49 vollstationäre Betten, was einem Verhältnis von ca. 1:1,5 entspricht (Abb. 29).

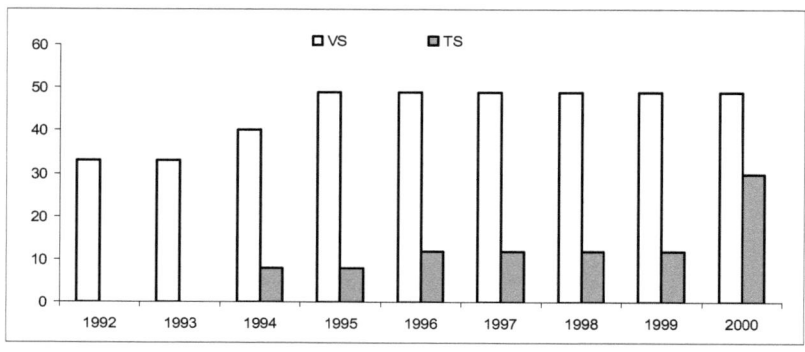

Abb. 29: Bettenzahl (vollstationär: VS / teilstationär: TS) Psychiatrische Abteilung am Krankenhaus Spremberg 1992 – 2000 (Quelle: Kalina 2001)

Als Besonderheit existiert die Tagesklinik an zwei unterschiedlichen Standorten (12 Betten in Spremberg, 18 Betten in Guben). Die Institutsambulanz arbeitet dezentral mit Spezialsprechstunden. Die Gesamtfallzahl (voll- und teilstationär) verdreifachte sich annähernd im Untersuchungszeitraum (1992: 384; 2000: 1122) (Abb. 30):

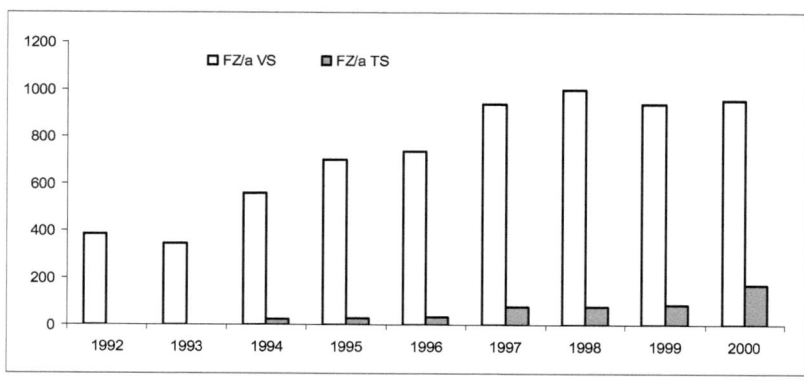

Abb. 30 Fallzahl (vollstationär: VS / teilstationär: TS) Psychiatrische Abteilung am Krankenhaus Spremberg 1992 – 2000 (Quelle: Kalina 2001)

4 Ergebnisse

Der Nutzungsgrad stieg von initial (1992) 11,6 auf 14,2 im Jahre 2000 (Abb. 31):

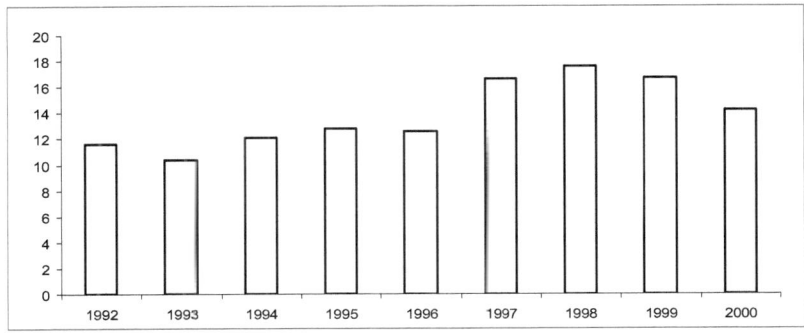

Abb. 31: Nutzungsgrad (vollstationäre FZ/ vollstationäres Bett) Psychiatrische Abteilung am Krankenhaus Spremberg 1992 – 2000 (Quelle: Kalina 2001)

4.1.6 Landesklinik Teupitz - Klinik für Psychiatrie, Psychotherapie und Psychosomatik

Die 1908 gegründete Klinik hatte im Lauf ihrer wechselvollen Geschichte eine drastische Reduktion sowohl räumlich als auch hinsichtlich der Bettenzahl zu durchleben. Bis 1991 war sie dem Kreis Königs Wusterhausen unterstellt und gehörte zum damaligen Versorgungsgebiet Potsdam; erst nach 1991 wurde sie mit der Neuordnung der Versorgungsgebiete dem Versorgungsgebiet Cottbus eingegliedert. Während 1992 noch 303 Betten mit einem relativ hohen Anteil an Langzeitpatienten existierten, verfügte die Klinik seit 01.11.1998 über 16 ausgelagerte tagesklinische (Standort Königs Wusterhausen), 169 vollstationäre Betten auf subspezialisierten Stationen und eine Institutsambulanz (Abb. 32):

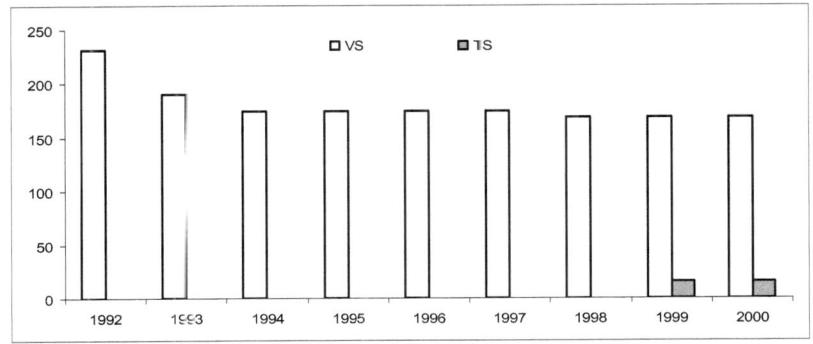

Abbildung 32: Bettenzahl (vollstationär: VS / teilstationär: TS) Landesklinik Teupitz - Klinik für Psychiatrie, Psychotherapie und Psychosomatik Teupitz 1992 – 2000 (Quelle: Heinze 2001)

Das Verhältnis tagesklinischer zu vollstationären Betten betrug in Jahr 2000 ca. 1:10,5. Die Gesamtfallzahl (voll- und teilstationär) stieg auf über das 2,5-fache (1992: 1522; 2000: 3780) (Abb. 33):

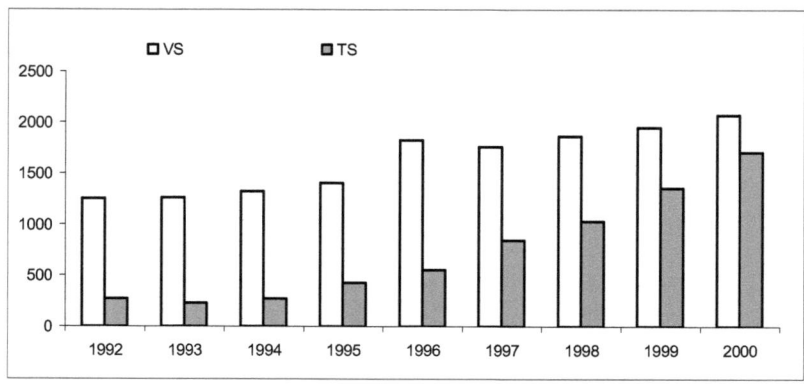

Abb. 33: Gesamtfallzahl (vollstationär: VS / teilstationär: TS) Landesklinik Teupitz - Klinik für Psychiatrie, Psychotherapie und Psychosomatik Teupitz 1992 – 2000 (Quelle: Heinze 2001)

Der Nutzungsgrad stieg deutlich von initial (1992) 4,8 auf 22 im Jahre 2000 (Abb. 34):

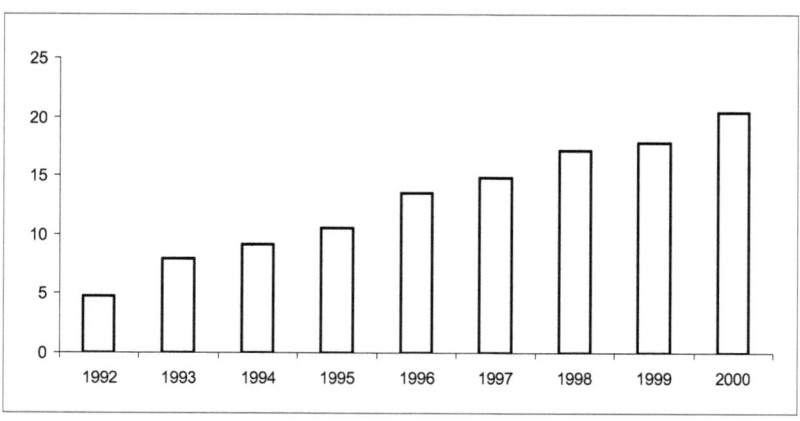

Abb. 34: Nutzungsgrad (vollstationäre FZ/vollstationäres Bett) Landesklinik Teupitz - Klinik für Psychiatrie, Psychotherapie und Psychosomatik 1992–2000 (Quelle: Busse 2001)

4.2 Der Wechsel des Klassifikationssystems in Lübben

In den Jahren 1998 und 1999 wurden die Diagnosen im Rahmen einer „Probephase" sowohl nach ICD-9 als auch nach ICD-10 in den Epikrisen mitgeteilt, aber weiterhin nach ICD-9 elektronisch erfasst. Ab Januar 2000 erfolgte die Diagnoseverschlüsselung nach ICD-10. Zeitgleich zur Pflichteinführung der ICD-10-Verschlüsselung ab Januar 2000 wurde auch ein Problem der Datenverarbeitung relevant. Aus Gründen der Vergleichbarkeit der „ICD-9-Ära" mit den ICD-10-Daten ab 2000 war eine Umverschlüsselung der Diagnosen erforderlich, die in dieser Arbeit für das Jahr 2000 von ICD-10 auf ICD-9 erfolgte.

4.3 Entwicklung der Schwerpunkte im Therapieangebot der Lübbener Erwachsenenpsychiatrie

Bis 1993 waren unter dem damaligen Chefarzt der Erwachsenenpsychiatrie Dr. R. Wenzel, der ein primär biologisch orientiertes Psychiatrieverständnis vertrat, psychotherapeutische Ansätze zwar akzeptiert und in Teilbereichen auch zugelassen worden, doch das Gesamtbehandlungskonzept gestaltete sich demgegenüber eher traditionell: geschlossene getrenntgeschlechtliche Akutstationen, Primat der pharmakologischen bzw. somatischen Behandlung, theoretischer Schwerpunkt auf den psychopathologischen Grundannahmen von Kurt Schneider und Hubertus Tellenbach. Was das Selbstverständnis betraf, bestand eine deutliche Abgrenzung „psychotischer" vs. „neurotischer" bzw. reaktiver Krankheitsbilder, wobei die Priorität der Behandlung bei ersteren auf der psychopharmakologischen Ebene lag und die bereits vorhandenen psychotherapeutischen Interventionsmodelle (z. B. intendiert-dynamische Gruppentherapie Höck et al. 1967) für „neurotische" Patienten eher distanziert-skeptisch betrachtet wurden. Dennoch gab es den nach Mitteilung von Stuckatz (2009) Freiraum für Mitarbeiter, die sich für eine Erweiterung der Therapieangebote engagierten, entsprechende Gruppenangebote aufzubauen und in der Arbeit mit den Patienten praktische Erfahrungen zu sammeln (gemischtgeschlechtliche „Psychotikergruppe" für Patienten der geschlossenen Männer- und Frauenstationen VII und VIII ab 1985, „Neurotikergruppe" auf der Teilstation IVa ab 1986).

4 Ergebnisse

Die Gründung einer offenen gemischtgeschlechtlichen Station befand sich seit 1985 in Planung und konnte 1993 nach Schließung der Station IX (deren Patienten i. R. der Enthospitalisierung in andere Einrichtungen verlegt wurden und z. T in das neu sanierte Haus 10 umziehen konnten) realisiert werden. Die konkrete Planung dringend erforderlicher Baumaßnahmen inklusive eines Neubaus war seit Mitte der 80er Jahre im Gespräch gewesen, aber bis 1990 an den ökonomischen Realitäten gescheitert (Kinze 2010).

Angesichts der katastrophalen räumlichen und Betreuungssituation der chronisch psychisch Kranken, die oft seit Neueröffnung des Hauses als Klinik 1962 hier lebten und z. T. den Großteil ihres Lebens in den nur teilweise offenen „Chronikerstationen" III und IX verbracht hatten, wurde nach 1990 zunächst darauf geachtet, dass die nun möglichen Baumaßnahmen zuerst „den Ärmsten der Armen" (Kinze 2010) zu Gute kamen. Von 1992 bis 2000 wurden im Land Brandenburg im Rahmen des Landesprogramms „Aufbruch Psychiatrie" knapp 90 Millionen DM für die Enthospitalisierung zur Verfügung gestellt. So wurde das Entstehen von Kontakt- und Beratungsstellen, Tagesstätten, betreuten Wohnangeboten, Integrationsfirmen und Abteilungen für psychisch kranke Menschen mit Werkstätten für behinderte Menschen unterstützt (Psychiatrieplan Landkreis Dahme-Spreewald 2009). Im Zuge der „Enthospitalisierung" chronisch psychisch kranker und geistig behinderter Menschen in Brandenburg war der entsprechend notwendige politische Druck entstanden, um schnell Landesmittel zur Verfügung gestellt zu bekommen (Kinze 2010). Demzufolge wurde als erstes Projekt 1992 der Umbau des Hauses 10 abgeschlossen, was eine sprunghafte Verbesserung des Lebens- und Betreuungsstandards für diese Patienten bewirkte.

In der Lübbener Erwachsenenpsychiatrie vollzog sich ab 1993 eine deutliche Veränderung der therapeutischen Schwerpunkte, verbunden mit einer Umstrukturierung der Klinik. Nach dem Ausscheiden von Dr. R. Wenzel 1993 wurden ab 1994 unter der Leitung von Dr. J. Rimpel grundsätzliche Änderungen sowohl im therapeutischen Herangehen als auch in der Struktur der Klinik entwickelt. Nach der Eröffnung der lang geplanten ersten gemischtgeschlechtlichen Station 1993 (Station 2.5, 15 Betten) mit einem festen Gruppentherapieangebot für sowohl Patienten mit „psychotischen" als auch Patienten mit „reaktiven" Störungsbildern wurden ab 1994 erste Schritte zur Öffnung der bis dahin konsequent geschlossenen Akutstationen gegangen. Auch der Schwerpunkt des allgemeinpsychiatrischen Interesses verlagerte sich von psychotischen Syndromen hin zu reaktiv bedingten Störungsbildern; zunehmend galt die Aufmerksamkeit des

Chefarztes der Behandlung posttraumatischer Belastungsstörungen. Die Mitarbeiter wurden ermuntert und dabei unterstützt, sich mit systemischen Lösungsansätzen zu beschäftigen. Im weiteren Verlauf erfolgte der Ausbau eines verhaltenstherapeutischen Gruppentherapieprogramms mit zunächst 9 (Station „IVa"), dann 15 Betten (ab 1998 Station 2.6). Hier war ab 1998 eine spezialisierte Gruppenpsychotherapiestation entstanden, auf der zwei Therapiegruppen parallel arbeiteten (eine Gruppe mit Schwerpunkt auf dem „Problemlösetraining" nach Grawe für Patienten mit benennbarer Konfliktsituation und eine zweite Gruppe nach dem Konzept der „Konkordanztherapie" speziell für „psychosomatische" Patienten).

Den ersten Neubauten auf dem Gelände seit 1906 (ein Wirtschafts- und ein Küchengebäude) folgte ab 1994 der Baubeginn für das neue Bettenhaus (Haus 11, vgl. Abb. 8), das 1998 der Nutzung übergeben wurde. Nun konnte die geplante Sektorisierung der Behandlungsangebote in der Erwachsenenpsychiatrie umgesetzt werden; die vier Stationen des Neubaus teilten sich den Pflichtversorgungsbereich entsprechend der in dieser Zeit (auch im Ergebnis der sozialpsychiatrischen Umsetzung der „Motzener Thesen") deutlich favorisierten „gemeindenahen Versorgung". Das Selbstverständnis formulierte sich wie folgt (www.lk-luebben.de): „Hier werden alle Formen psychischer oder psychosomatischer Störungen oder Konflikte behandelt. Aufnahmemöglichkeiten bestehen in Notfällen jederzeit, sonst nach Anmeldung ganz kurzfristig. Die Stationen werden mit offenen Türen geführt. Die Arbeitsweise ist betont psychotherapeutisch geprägt. Diagnostik und Therapie erfolgen ganz individuell, ebenso wie sich auch die Behandlungsdauer ganz nach dem persönlichen Bedarf richtet. Die vier Stationen unterscheiden sich nur nach ihrem Zuständigkeitsbereich, der nach regionalen Sektoren im Einzugsgebiet der Klinik festgelegt wird." Stationsübergreifende diagnosespezifische Gruppenangebote entsprachen der neuen Struktur: „Eine Besonderheit neben den ganz individuellen Therapieangeboten stellen die Therapiegruppen dar für depressive Störungen, für psychotische Störungen, für Störungen nach Psychotrauma sowie für Menschen mit Demenz. An diesen Gruppenangeboten kann auch in Form einer tagesklinischen Behandlung teilgenommen werden." (Verwaltung Landesklinik Lübben 2002).

Bis zum 30.09.1993 stellte die Station XIII (später 4.1) im Haus 9 als „Reha-Bereich Sucht" über einen langen Zeitraum einen wichtigen Bestandteil des suchttherapeutischen Konzeptes der Klinik dar. Das zweifelsohne sinnvolle gemeindenahe Komplettangebot aller wesentlichen suchttherapeutischen Bausteine von der Akutbehandlung bis zur „Entwöhnungs-Kur" für Alkohol- und Medikamentenabhängige mit anschließender ambulanter Nachsorge an einem Haus war leider durch die allgemeine Tendenz der Rentenversicherungsträger, die Sucht-Reha-Bereiche an den damaligen Landeskliniken (wie in Eberswalde, Neuruppin, z. T. auch in Teupitz) nicht mehr oder nur noch eingeschränkt zu belegen, nicht mehr aufrecht zu erhalten (Zedler 2010, Böhme 2010).

Mit Eröffnung des neuen Bettenhauses Haus 11 1998 (vgl. Abb. 8) und der dadurch möglichen Neustrukturierung der Klinik in 4 offene gemischtgeschlechtliche sektorisierte Stationen neben der akuten Sucht- (2.1) und der Gruppenpsychotherapie-Station (2.6) hatte sich auch der Wandel der therapeutischen Konzepte endgültig vollzogen.

Ausgehend von einer Hinwendung zu primär verhaltenstherapeutischem Arbeiten zu Beginn der 90er Jahre erweiterte sich das Spektrum der psychotherapeutischen Angebote um systemische und traumatherapeutische Angebote, so dass sich gegen Ende der 90er Jahre die Angebotsstruktur zu syndromorientierten, individuellen Therapieansätzen mit integrativem Arbeitsstil entwickelte.

Es etablierten sich sowohl stationsübergreifende als auch stationsspezifische Therapiegruppen (Depressionsgruppe und Psychosegruppe im Haus 11; Suchttherapiegruppen mit differenzierter Indikation für Schwer- und Mehrfachgeschädigte und Regelgruppentherapieangebot der Station 2.1, geschlossene verhaltenstherapeutische Gruppen für Psychosomatik und reaktive Störungsbilder der Station 2.6) neben einzelpsychotherapeutischen Angeboten mit settingübergreifender Arbeit (Teilnahme stationärer und tagesklinischer Patienten an ambulanten Gruppenangeboten).

Als Problem erwies sich die seit 1993 durch die Gerichte durchgesetzte Praxis der Unterbringung von Straftätern nach § 126a und § 81 StPO in der Klinik, die nicht über einen speziellen forensisch-psychiatrischen Bereich verfügte. Die grundsätzliche Öffnung der gesamten Klinik wurde dadurch erheblich erschwert und stellte die betroffenen Stationen vor zeitweise schwer zu handhabende organisatorische und therapeutische Schwierigkeiten. Glücklicherweise konnte dieses Problem im Zuge der Erweiterung und Umstrukturierung des brandenburgischen Maßregelvollzugs im Jahr 2001 bis auf Einzelfälle als gelöst betrachtet werden.

Ab 1995 wurde der Aufbau einer dezentra organisierten Psychiatrischen Institutsambulanz vorangetrieben, da die nach der „Wende" weggefallene Poliklinik am Hause nachhaltig sowohl von Patienten als auch von Mitarbeitern vermisst wurde. Sie beinhaltete eine Vielzahl von Spezialangeboten (allgemeinpsychiatrsche Ambulanz, psychotherapeutische Ambulanz, Trauma-Ambulanz, Suchtambulanz) und die Möglichkeit der Behandlerkonstanz bei dezentraler Struktur. Dieses im Vergleich mit dem bundesdeutschen Standard nicht übliche Modell wurde sukzessive durch eine Vielzahl von ambulanten Einzel- und Gruppentherapieangeboten (Psychosegruppe, Suchttherapiegruppe, S4-Gruppe, Angehörigengruppe, Gedächtnissprechstunde) erweitert.

Ab 1999 begann der Aufbau einer Tagesklinik mit zunächst 4-6 Behandlungsplätzen. Währenddessen wurde gleichzeitig die Möglichkeit tagesklinischer Behandlung von Patienten auf den Stationen gemäß der Vorgaben der PsychPV (vor allem im Bereich Suchtbehandlung) verstärkt genutzt.

Der „BSHG"-Bereich (Psychiatrische Soziotherapie i. R. des Bundessozialhilfegesetzes) im rekonstruierten Haus 10 war organisatorisch der Klinik angegliedert, stellte jedoch in Trägerschaft des brandenburgischen Landesamtes für Soziales und Versorgung eine eigenständige Struktur dar. Mit der „Enthospitalisierung" der Patienten der vormaligen „Chronikerstationen" III und IX (von denen ein Teil 1993 dorthin übernommen wurde) wurde eine Versorgungsstruktur geschaffen, die sich zunehmend der Arbeit mit chronisch psychisch Kranken statt mit geistig Behinderten widmete. Zwischen 1993 und 2000 wurden die Angebote im BSHG-Bereich zunehmend verhaltenstherapeutisch orientiert, da mit dem damaligen Paradigmenwechsel (statt „Dauerunterbringung" jetzt zeitliche Begrenzung der Verweildauer mit klarem Ziel der Befähigung zum betreuten Wohnen oder zum Übergang in andere adäquatere Betreuungsformen) vorrangig die ressourcenorientierte Arbeit mit den Bewohnern im Rahmen eines gestuften Therapieprogramms in den Vordergrund rückte.

4 Ergebnisse

4.4 Entwicklung der häufigsten Diagnosen in der Lübbener Erwachsenenpsychiatrie

Im exemplarischen Vergleich der Jahre 1988 und 1998 fällt auf, dass sich eine deutliche Zunahme bei der Anzahl diagnostizierter dementieller Syndrome (290 ICD-9), affektiver Psychosen (296 ICD-9), Persönlichkeitsstörungen (301 ICD-9), psychosomatischer Erkrankungen und akuter Anpassungsstörungen (309 ICD-9) und eine deutliche Minderung bei deliranten Syndromen (291 ICD-9) beobachten lässt (Abb. 35).

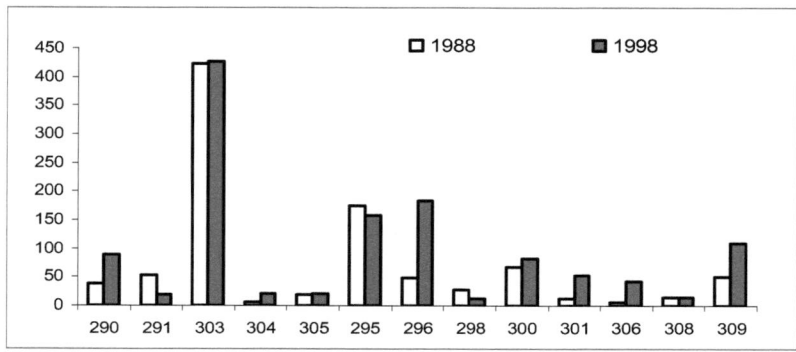

Abb. 35: Vergleich der Häufigkeit ausgewählter Hauptdiagnosen nach. ICD-9 Erwachsenenpsychiatrie am Bezirksfachkrankenhaus/Landesklinik Lübben 1988 und 1998 (Quelle: KIS Lübben)

Um für den initialen Überblick den Verlauf aller einzelnen Hauptdiagnosen gleichzeitig betrachten zu können, wurden durch den Autor mehrere Einzeldiagnosen zu Syndromgruppen zusammengefasst (Tabelle 5) und zwar nach folgendem Modus:

Syndromübergruppe	Abkürzung	ICD-9
organische Syndrome	org. Syndr.	293; 294; 310
Intelligenzminderung	Int.-mind.	317; 318; 319
substanzinduzierte Störungen	subst.-induz.	291; 292; 303; 304; 305
Psychosen	Psychosen	295; 296; 297
Neurosen/Persönlichkeitsstörungen /psychosomatische Erkrankungen	Neur./PSK/ PSom.	300; 301; 306
reaktive Syndrome	reakt. Syndr.	307; 308; 309
dementielle Syndrome	Demenz	290

Tabelle 5: Struktur von Syndromübergruppen Erwachsenenpsychiatrie am Bezirksfachkrankenhaus / Landesklinik Lübben 1988 – 2000. Nach: Böhme 2010

4 Ergebnisse

Nach dieser Einteilung stellt sich die Verteilung grafisch wie in Abb. 36 dar:

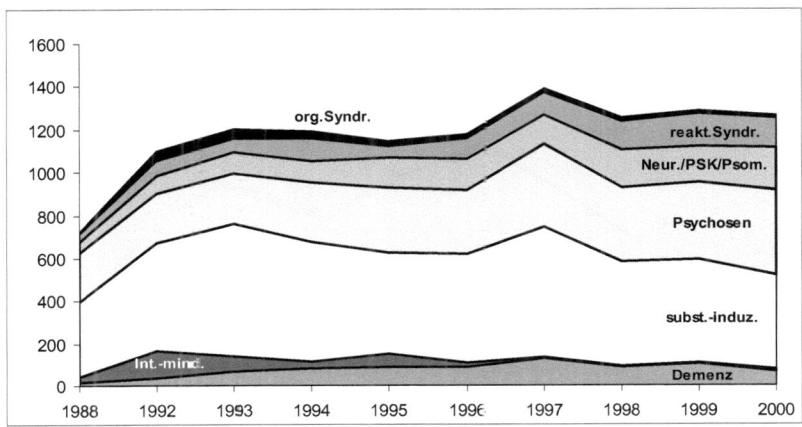

Abb. 36: Vergleich der Fallzahl häufiger (>10 Fälle) Hauptdiagnosen, geordnet nach Syndromübergruppen (vgl. Tabelle 5) Erwachsenenpsychiatrie am Bezirksfachkrankenhaus / Landesklinik Lübben 1988 – 2000 (Quelle: KIS Lübben)

Die Anzahl diagnostizierter Persönlichkeitsstörungen nahm zwischen 1993 und 1995 sprunghaft um das fast Achtfache zu und blieb von 1997 bis 2000 auf annähernd gleichem Niveau.

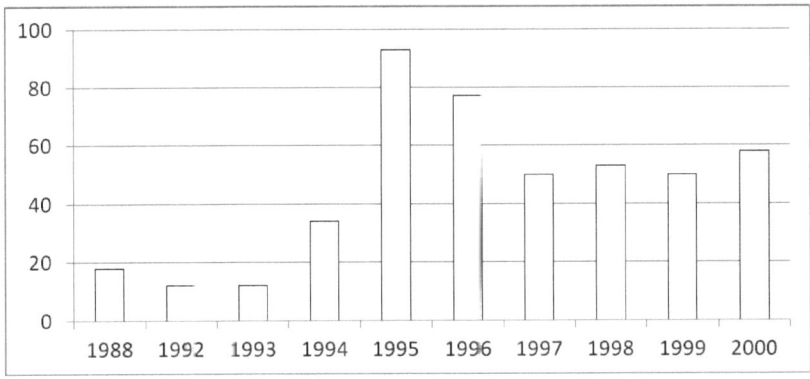

Abb. 37: Entwicklung Persönlichkeitsstörungen (301.x ICD-9) Erwachsenenpsychiatrie am Bezirksfachkrankenhaus / Landesklinik Lübben 1988 – 2000 (Quelle: KIS Lübben)

4 Ergebnisse

Bei den alkoholassoziierten Diagnosen gibt es im Jahr 1993 eine überzufällige Auffälligkeit im Verlauf der Fallzahlen von 1988 – 2000 (Abb. 38).

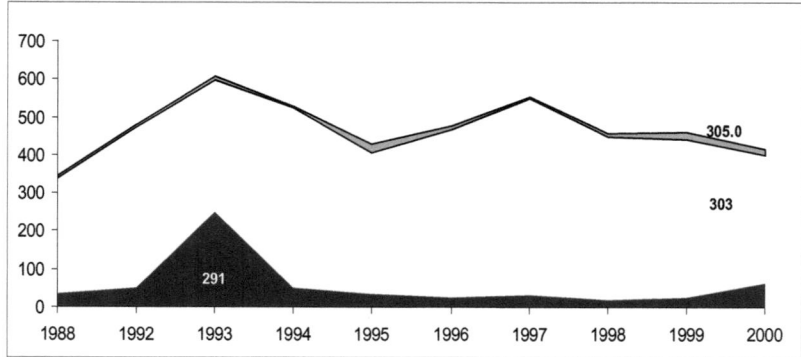

Abb. 38: Entwicklung alkoholassoziierter Störungsbilder (Delirien: 291 ICD-9, Alkoholabhängigkeit: 303 ICD-9, Alkoholmissbrauch ohne Abhängigkeit: 305.0 ICD-9) Erwachsenenpsychiatrie am Bezirksfachkrankenhaus / Landesklinik Lübben 1988 – 2000 (Quelle: KIS Lübben)

Wird die Anzahl der als „Alkoholentzugsdelir" und „Alkoholabhängigkeit" verschlüsselten Fälle im zeitlichen Verlauf verglichen, entsteht folgendes Bild (Abb. 39):

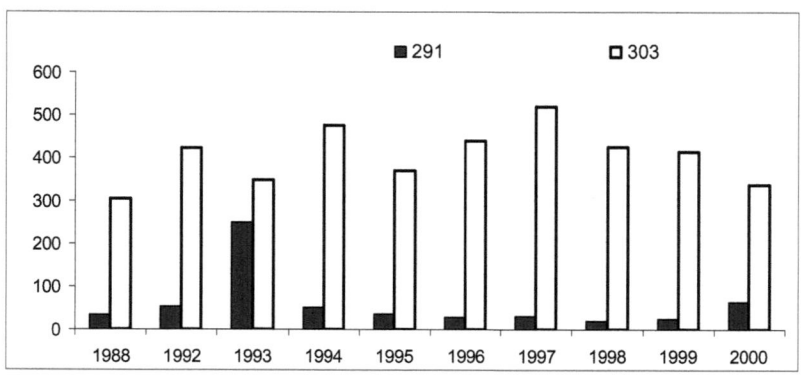

Abb. 39: Fallzahl Alkoholentzugsdelir und Alkoholabhängigkeit im Vergleich (Alkoholentzugsdelir 291 ICD-9 vs. Alkoholabhängigkeit: 303 ICD-9) Erwachsenenpsychiatrie am Bezirksfachkrankenhaus/Landesklinik Lübben 1988 – 2000 (Quelle: KIS Lübben)

4 Ergebnisse

Bei reaktiven nicht-psychotischen Syndromen findet sich ab 1995 eine deutliche Zunahme der Diagnosehäufigkeit (Abb.40):

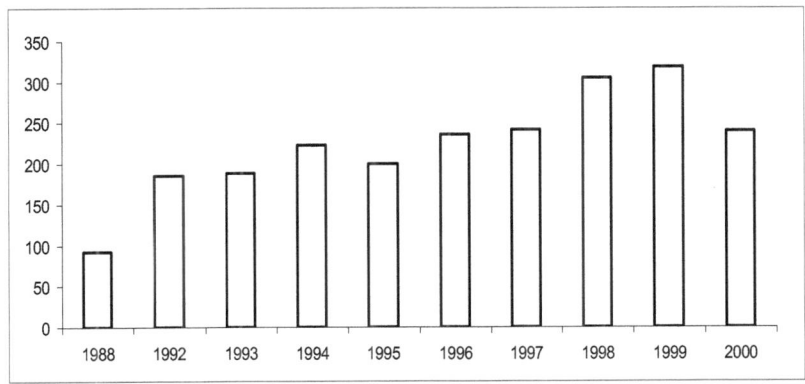

Abb. 40: Entwicklung der Fallzahl reaktiv nichtpsychotischer Syndrome (300, 301, 306, 307, 308, 309, 311, 312 ICD-9) Erwachsenenpsychiatrie am Bezirksfachkrankenhaus / Landesklinik Lübben 1988 – 2000 (Quelle: KIS Lübben)

Dem gegenüber verschob sich bei den als psychotisch klassifizierten Syndromen der Schwerpunkt weg von schizophrenen hin zu affektiven Erkrankungen (Abb. 41).

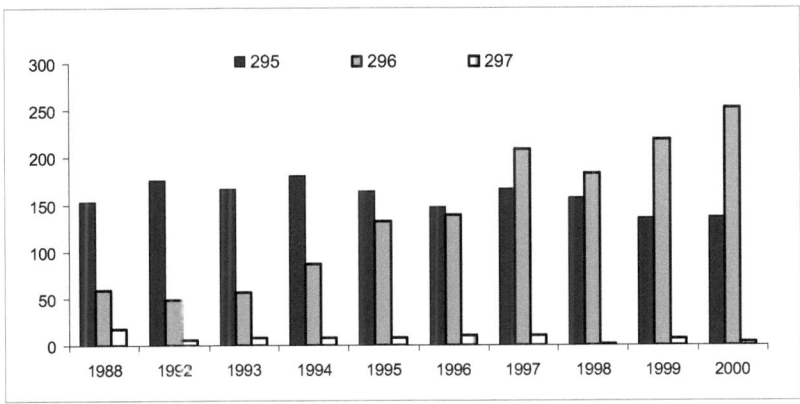

Abb. 41: Entwicklung der Fallzahl psychotischer Syndrome (schizophrene Psychosen: 295 ICD-9, affektive Psychosen: 296 ICD-9, paranoide Psychosen: 297 ICD-9) Erwachsenenpsychiatrie am Bezirksfachkrankenhaus / Landesklinik Lübben 1988 – 2000 (Quelle: KIS Lübben)

4 Ergebnisse

Bei den reaktiven Störungen mit depressiver und Angstsymptomatik ergibt sich folgender Verlauf (Abb. 42):

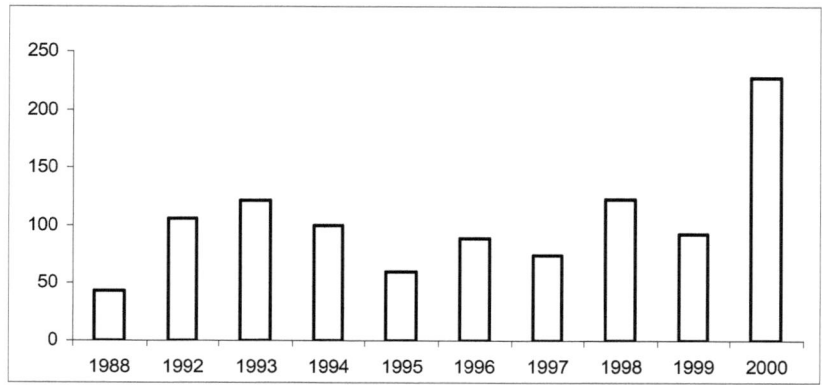

Abb. 42: Entwicklung der Fallzahl depressiver nicht-psychotischer und angstassoziierter Syndrome (309.0; 309.1; 309.2; 298.0, 300.4; 311; 300.0; 300.2 ICD-9) Erwachsenenpsychiatrie am Bezirksfachkrankenhaus/ Landesklinik Lübben 1988 – 2000 (Quelle: KIS Lübben)

Auch bei den somatoformen Störungen ergaben sich Veränderungen im Verlauf (Abb. 43):

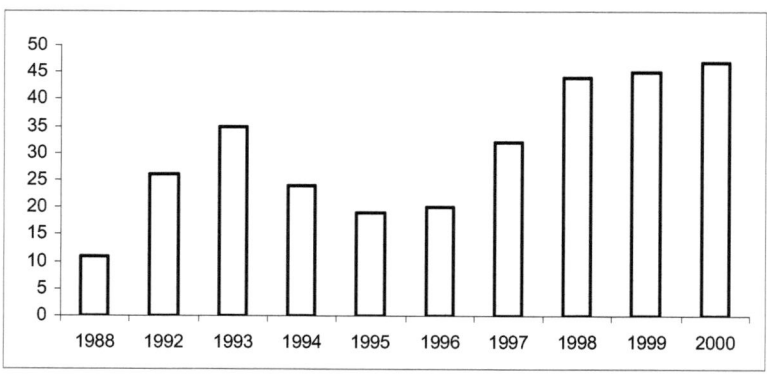

Abb. 43: Entwicklung der Fallzahl somatoformer Syndrome (300.5, 300.7, 306.2 ICD-9) Erwachsenenpsychiatrie am Bezirksfachkrankenhaus / Landesklinik Lübben 1988 – 2000 (Quelle: KIS Lübben)

Bei Anpassungsstörungen mit emotionaler Symptomatik ist eine deutliche Zunahme im Beobachtungszeitraum zu verzeichnen (Abb. 44):

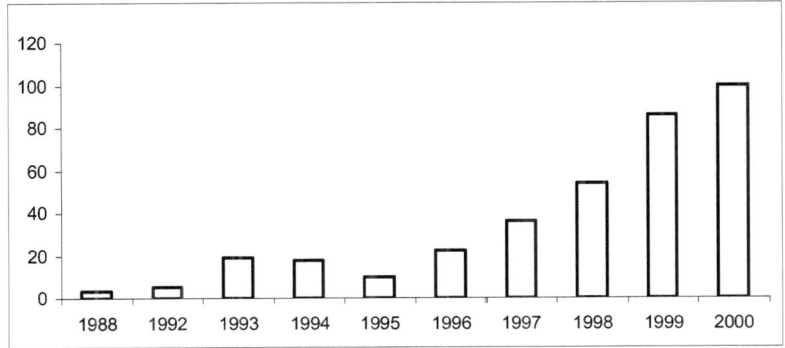

Abb. 44: Entwicklung der Fallzahl Anpassungsstörungen (309.4 ICD-9) Erwachsenenpsychiatrie am Bezirksfachkrankenhaus / Landesklinik Lübben 1988 – 2000 (Quelle: KIS Lübben)

Nicht-substanzinduzierte Syndrome, die in der Literatur (vgl. Belwe 1991) als arbeitslosigkeitsassoziiert interpretiert werden (somatoforme = „psychosomatische" und hypochondrische Störungen und reaktive Störungen mit affektiver, darunter depressiver Symptomatik) wurden in der Lübbener Erwachsenenpsychiatrie seit 1992 deutlich häufiger verschlüsselt (Abb. 45):

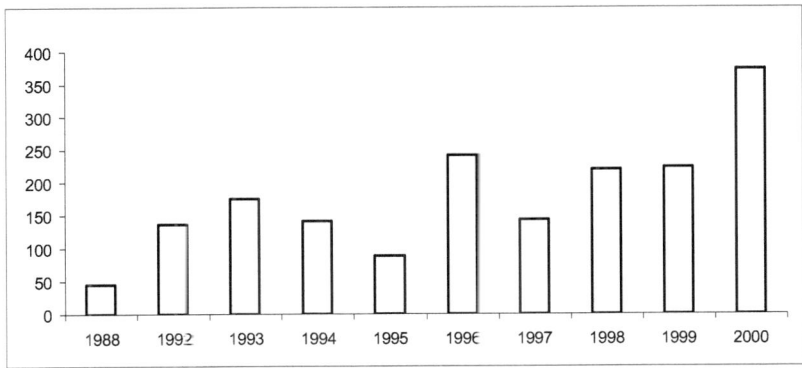

Abb. 45: Entwicklung der Fallzahl arbeitslosigkeitsassoziierter Störungsbilder (309.0; 309.1; 309.2; 309.4; 306; 300.7 ICD-9) Erwachsenenpsychiatrie am Bezirksfachkrankenhaus / Landesklinik Lübben 1988 – 2000 (Quelle: KIS Lübben)

4 Ergebnisse

Die Daten des Versorgungsgebietes Cottbus bezüglich der Entwicklung der Arbeitslosigkeit in der Region gestalten sich wie folgt (Abb. 46):

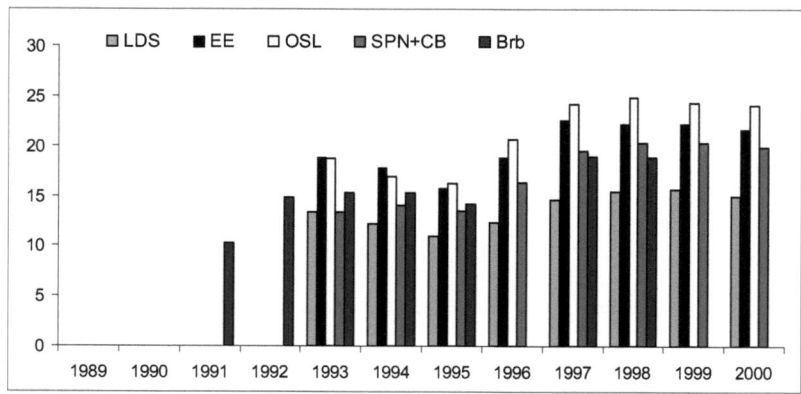

Abb. 46: Arbeitslosenquoten abhängiger ziviler Erwerbspersonen nach Verwaltungsbezirken in % in den Landkreisen Dahme-Spreewald (LDS), Elbe-Elster (EE), Oberspreewald-Lausitz (OSL), Spree-Neiße und Stadt Cottbus (SPN + CB) und Land Brandenburg (Brb). Nach: Bundesanstalt f. Arbeit, Arbeitsamt Cottbus, 2001

Bei den eher seltener diagnostizierten Krankheitsbildern fallen die Essstörungen durch Fallzahlveränderungen im Verlauf auf (Abb. 47):

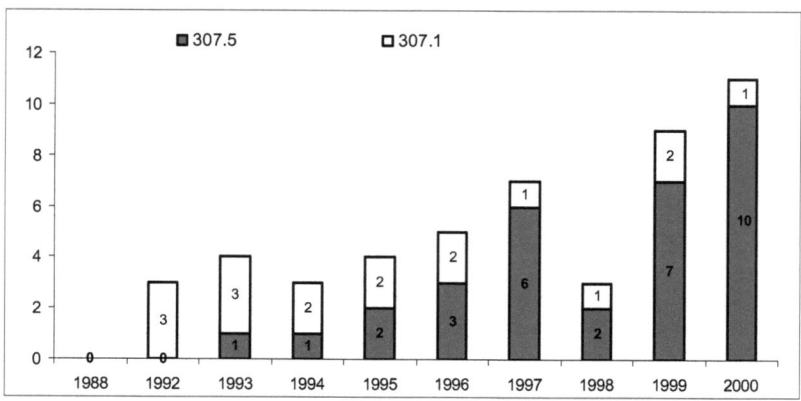

Abb. 47: Entwicklung der Fallzahl bei Essstörungen (Anorexia nervosa 307.1 ICD-9 und atypische Essstörungen 307.5 ICD-9) Erwachsenenpsychiatrie am Bezirksfachkrankenhaus / Landesklinik Lübben 1988 – 2000 (Quelle: KIS Lübben)

4.5. Entwicklung der Schwerpunkte im Therapieangebot der Lübbener Kinder- und Jugendpsychiatrie

Zu Beginn des Jahres 1992 existierten insgesamt zwei „kinderneuropsychiatrische" Stationen (Station V im Haus 3 und Station VI im Haus 8) mit jeweils 30 bzw. 29 Betten, geordnet nach Indikationsbereichen (Station V: geistig und lernbehinderte Kinder/Jugendliche und Station VI: normintelligente Schulkinder 1. - 4. Klasse).

Die räumlichen Veränderungen in den Jahren 1992 bis 2000 wurden in der Klinik für Kinder- und Jugendpsychiatrie und Psychotherapie wie im gesamten Haus vom Ausbau und differenzierenden Veränderungen auf der therapeutischen Ebene begleitet.

Seit Ende der 70er Jahre hatte sich unter Chefarzt Dr. med. habil. W. Kinze ein stringent verhaltenstherapeutischer Arbeitsstil mit unterschiedlichen indikationsspezifischen Ansätzen etabliert, der kontinuierlich weiterentwickelt wurde und dessen Schwerpunkt auf der Entwicklung syndrombezogener therapeutischer Angebote im Gegensatz zu der bis dahin vorwiegenden Langzeitbetreuung geistig Behinderter lag. Bedingt durch die zunehmende Spezialisierung der Einzelstationen veränderte sich die Gliederung der Klinikstruktur dahingehend, dass bei unverändert hoher Zahl von Aufnahmeersuchen durch einweisende Ärzte und Institutionen den Veränderungen der Fragestellungen Rechnung getragen werden musste. Dies bildet sich einerseits in einer zunehmenden Spezialisierung der Einzelstationen, andererseits in einer zunehmenden Differenzierung der syndrombezogenen Therapieprogramme (hyperkinetisches Syndrom, Störungen des Sozialverhaltens, Essstörungen, Drogenprobleme, Identitätsstörungen) ab. So entstand im Bereich der Stationen 3.3 und 3.4 ein spezieller Grundschulbereich mit ab 1996 beginnender Teilung in Diagnostik- und Therapiegruppen. Die unverändert hohe Nachfrage nach Therapieplätzen für Jugendliche ermöglichte auch auf der Station 3.2 die o. g. Binnendifferenzierung.

Damit konnte bei unterschiedlichen Störungsbildern ein differenziertes Herangehen mit klarer Indikationsstellung hinsichtlich des erforderlichen weiteren Settings (Kurzintervention/Beratung; Vermittlung in andere Betreuungsformen z. B. der Jugendhilfe oder Bildungseinrichtungen; Indikationsstellung zu Psychotherapie i. R. der Therapiegruppen) durchgesetzt werden. Im Bereich der Station 3.1 wurde die Arbeit in getrennten Kleingruppen mit jeweils 6 Plätzen für geistig bzw.

4 Ergebnisse

lernbehinderte Kinder und Jugendliche möglich.

Parallel zur Entwicklung im stationären Bereich vollzog sich seit 1996 der schrittweise Aufbau einer kinder- und jugendpsychiatrischen Institutsambulanz, die analog zur Institutsambulanz im Bereich Erwachsenenpsychiatrie dezentral organisiert war und eine wesentliche Rolle beim Bewältigen der Vielzahl von Aufnahmeersuchen i. S. der Indikationsstellung und ggf. Bahnung anderer als stationärer Therapiemöglichkeiten (s. o.) spielte.

4.6. Entwicklung der häufigsten Diagnosen in der Lübbener Kinder- und Jugendpsychiatrie

In der Kinder- und Jugendpsychiatrie spielt wegen der im Vergleich zur Erwachsenenpsychiatrie deutlich eingegrenzten Altersgruppen die demographische Entwicklung eine entscheidende Rolle. Die demographische Entwicklung nach 1990 war gekennzeichnet durch einen starken Geburtenrückgang („Wendeknick") auf dem Gebiet des späteren Landes Brandenburg und in der Region (Abb. 5 und 7). Damit reduzierte sich die kinder- und jugendpsychiatrisch relevante Bevölkerungsgruppe der 4 -18-Jährigen ebenfalls deutlich (Abb. 48):

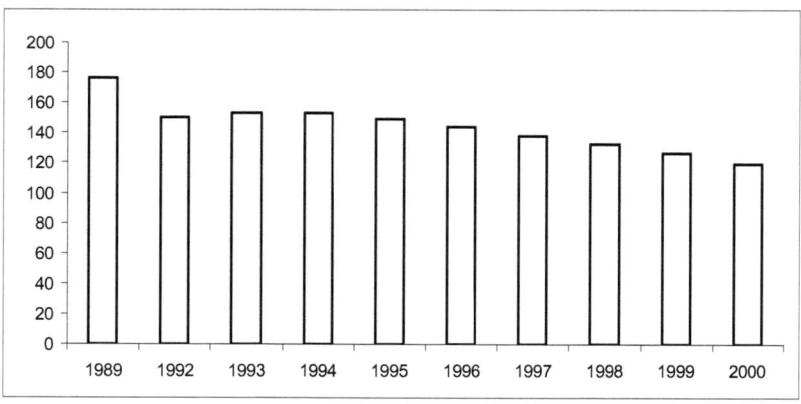

Abb. 48: Kinder- und jugendpsychiatrisch in Frage kommender Anteil an der Gesamtbevölkerung (Einwohner < 19 Jahren x 1000) des Versorgungsgebietes (VG) Cottbus 1989 – 2000 Nach: Statistisches Jahrbuch der Deutschen Demokratischen Republik 1990 und Krankenhausbericht 2002

Dennoch hatte sich die Anzahl der in der Lübbener Kinder- und Jugendpsychiatrie aufgenommenen Patienten seit 1992 mehr als verdoppelt und damit der Anteil an der geschrumpften Bevölkerungsgruppe der 4-18-Jährigen aus der Region deutlich

4 Ergebnisse

zugenommen (Abb. 49):

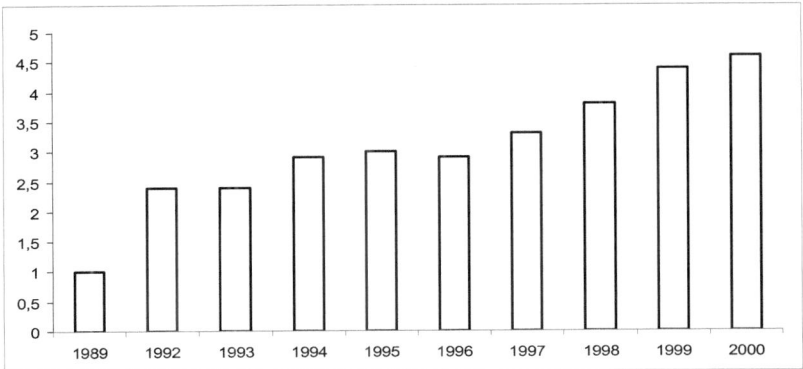

Abb. 49: Anteil der kinder- und jugendpsychiatrisch behandelten Patienten pro 1000 Einwohner der Altersgruppe 4 – 18 Jahre im Versorgungsgebiet Cottbus 1989 – 2000. Nach: Statistisches Jahrbuch der Deutschen Demokratischen Republik 1990 und Krankenhausbericht 2002

Seit 1988 verschob sich der Anteil der Altersgruppen in der Lübbener Kinder- und Jugendpsychiatrie deutlich in Richtung der unter 14 Jahre alten Patienten („Jugendliche") zu Ungunsten der Altersgruppe der „Schulkinder" (6-14 bzw. 15 Jahre); aus dem Jahr 1988 waren die Daten nur in „< 15 Jahre" und „> 15 Jahre" aufgeteilt auffindbar. Ab 1992 wurde feiner differenziert (Abb. 50).

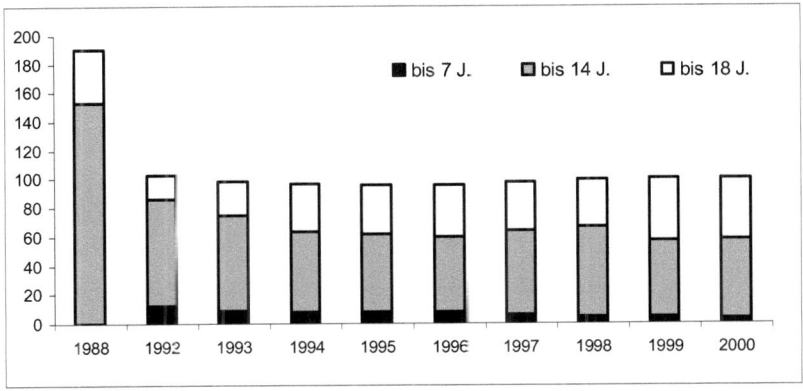

Abb. 50: Anteil unterschiedlicher Altersgruppen an der Gesamtfallzahl Kinderneuropsychiatrie / Kinder- und Jugendpsychiatrie und -psychotherapie am Bezirksfachkrankenhaus / Landesklinik Lübben 1988 – 2000 (Quelle: KIS Lübben)

4 Ergebnisse

Bei Darstellung der prozentualen Verteilung fällt die Veränderung deutlicher auf (Abb. 51):

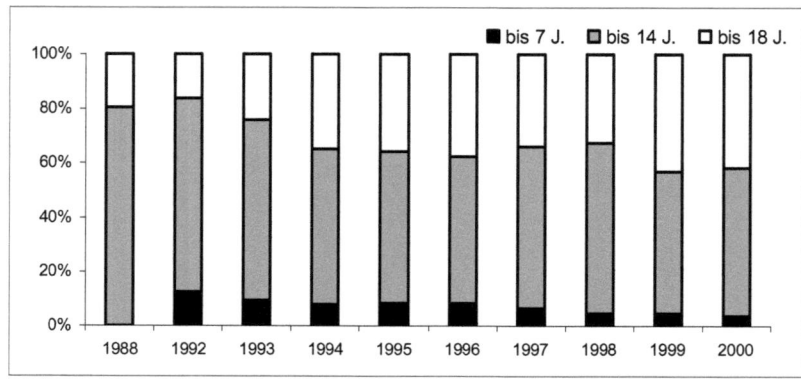

Abb. 51: Prozentualer Anteil unterschiedlicher Altersgruppen an der Gesamtfallzahl Kinderneuropsychiatrie/Kinder- und Jugendpsychiatrie und -psychotherapie am Bezirksfachkrankenhaus/Landesklinik Lübben 1988 – 2000 (Quelle: KIS Lübben)

Bei den Hauptdiagnosen sind zwischen 1988 und 2000 deutliche Veränderungen zu verzeichnen, die sich nicht mit der demographischen Entwicklung allein erklären lassen (Abb. 52).

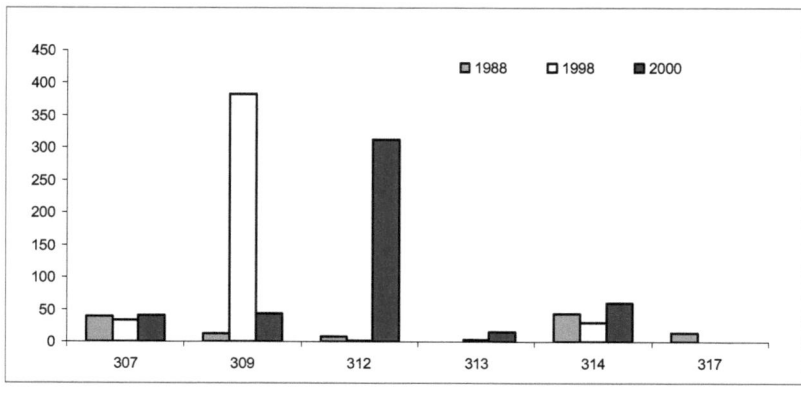

Abb. 52: Fallzahl häufiger Hauptdiagnosen n. ICD-9 Kinderneuropsychiatrie/Kinder- und Jugendpsychiatrie und -psychotherapie am Bezirksfachkrankenhaus/Landesklinik Lübben 1988 – 2000 (Quelle: KIS Lübben)

4 Ergebnisse

Um für den initialen Überblick den Verlauf aller einzelnen Hauptdiagnosen gleichzeitig betrachten zu können, wurden durch den Autor mehrere Einzeldiagnosen zu Syndromgruppen zusammengefasst und zwar nach folgendem Modus:

Syndromübergruppe	Abkürzung	ICD-9
Entwicklungsrückstand und Schwachsinn	Entw.-Rückstand + Schwachsinn	315; 317; 318
Hyperkinetische Störung	Hyperkin.Syndr.	314
Emotionale Störung des Kindes- und Jugendalters	Emot.St.Kind-+JuAlter	313
Sonstige Störung des Sozialverhaltens	sonstStrg.SozVH	312
Psychogene Reaktionen (Anpassungsstörungen)	Psychog.Reakt.(Anp.-St.)	309
Enuresis/Enkopresis	Enuresis/Enkopresis	307.6; 307.7
Anorexia nervosa/ andere und nicht näher bezeichnete Essstörungen	Essstörungen	307.1; 307.5

Tabelle 6: Struktur von Syndromübergruppen Kinderneuropsychiatrie/Kinder- und Jugendpsychiatrie und -psychotherapie am Bezirksfachkrankenhaus/Landesklinik Lübben 1988 – 2000 Nach: Böhme 2010

Wird der prozentuale Anteil der Syndromgruppen betrachtet, fallen vor allem Veränderungen bei Störungsbildern auf, die zwar in der ICD-9 definitionsgemäß klar voneinander abgegrenzt sind, aber bei Betrachtung der Querschnittssymptomatik häufig ähnliche Symptome aufweisen, die sich u. U. in mehreren Kategorien wiederfinden (Abb. 53).

4 Ergebnisse

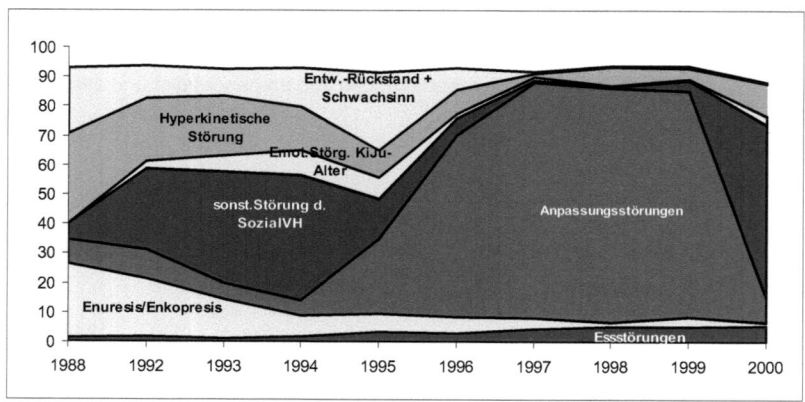

Abb. 53: Vergleich der Fallzahl häufiger (>10 Fälle) Hauptdiagnosen, geordnet nach Syndromübergruppen (vgl. Tabelle 6) Kinderneuropsychiatrie/Kinder- und Jugendpsychiatrie und -psychotherapie am Bezirksfachkrankenhaus / Landesklinik Lübben 1988 – 2000 (Quelle: KIS Lübben)

Im Einzelnen betrachtet, differieren die Fallzahlen im Untersuchungszeitraum erheblich (Abb. 54, 55 und 56).

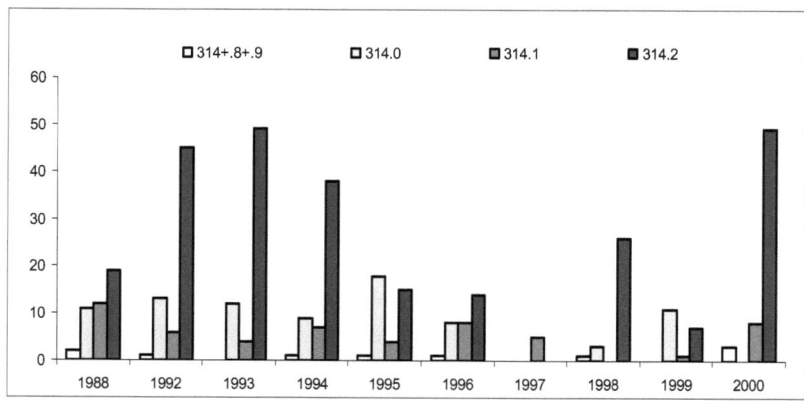

Abb. 54: Fallzahl bei differenzierter Betrachtung hyperkinetischer Störungen n. ICD-9 (unspezifische Verschlüsselung: 314 + 314.8 + 314.9; Störung von Aktivität und Aufmerksamkeit: 314.0; Hyperkinetisches Syndrom mit Entwicklungsrückstand: 314.1; Hyperkinetisches Syndrom mit Störung des Sozialverhaltens: 314.2) Kinderneuropsychiatrie/Kinder- und Jugendpsychiatrie und -psychotherapie am Bezirksfachkrankenhaus/Landesklinik Lübben 1988 – 2000 (Quelle: KIS Lübben)

4 Ergebnisse

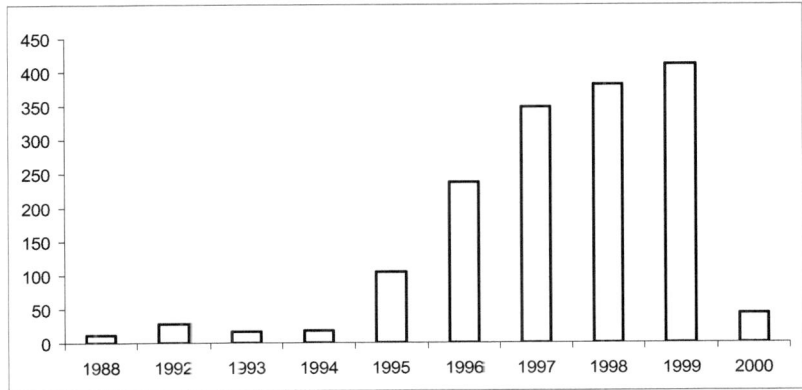

Abb. 55: Fallzahl psychogene Reaktion (Anpassungsstörung) 309 ICD-9 Kinderneuropsychiatrie/Kinder- und Jugendpsychiatrie und -psychotherapie am Bezirksfachkrankenhaus/Landesklinik Lübben 1988 – 2000 (Quelle: KIS Lübben)

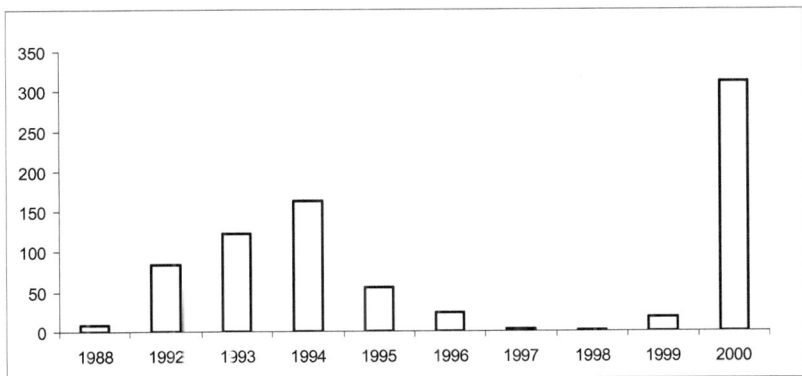

Abb. 56: Fallzahl Störung des Sozialverhaltens 312 ICD-9 Kinderneuropsychiatrie/Kinder- und Jugendpsychiatrie und -psychotherapie am Bezirksfachkrankenhaus/Landesklinik Lübben 1988 – 2000 (Quelle: KIS Lübben)

5 Diskussion

5.1 Demographie und Versorgungssituation im Versorgungsgebiet Cottbus

Im ehemaligen „Energiebezirk Cottbus", dessen Grenzen sich in großen Teilen mit dem späteren „Versorgungsgebiet Cottbus" überschnitten, nahm die Bevölkerung bedingt durch den Zusammenbruch der bis 1990 die Region bestimmenden Braunkohleindustrie, den damit verbundenen Wegfall zehntausender Arbeitsplätze in recht kurzer Zeit, Abwanderung und gleichzeitigen Geburtenrückgang zunächst von 1990 bis 1992 sprunghaft, von 1992 bis 2000 zunehmend kontinuierlich ab (Abb. 5, 6 und 7). Boshold beschrieb 1999 die damalige Situation folgendermaßen: „Andere Bereiche wie die Metall-, Glas-, Textil- und Chemieindustrie verzeichneten ebenfalls große Einbußen. ... In der Planungsregion Lausitz-Spreewald lag die Arbeitslosenquote im April 1999 bei knapp 21 Prozent, wobei die Spannbreite von 16,5 (Landkreis Dahme-Spreewald) bis 24,6 Prozent (Landkreis Oberspreewald-Lausitz) reicht. Aus dem wirtschaftlich erfolgreichen Energiebezirk hat sich innerhalb kurzer Zeit ein Problemraum entwickelt."

Gleichzeitig erfolgte (wie im übrigen Bundesgebiet auch) die Reduktion vollstationärer Betten zugunsten des Aufbaus tagesklinischer Strukturen im Bereich Erwachsenenpsychiatrie und -Psychotherapie, woraus im Vergleich mit der Gesamtheit der neuen Bundesländer jedoch keine Reduktion der Betten bzw. Behandlungsplätze resultierte (Arbeitsgruppe Psychiatrie 2003). Neben den Folgen der Enthospitalisierung von Langzeitpatienten veränderte sich die Landschaft auch durch Neugründung bzw. Erweiterung psychiatrischer Abteilungen an Allgemeinkrankenhäusern (Abb. 8).

Neben einem drastischen Anstieg der Fallzahlen (Abb. 2), der einerseits aus der ebenfalls deutlichen Verkürzung der durchschnittlichen Verweildauer (Abb. 1), andererseits auch aus den sich verändernden therapeutischen Angeboten und aus einer zunehmend restriktiveren Kostenübernahmepraxis der Krankenkassen resultierte, brachte der erhöhte Nutzungsgrad als Quotient aus Fallzahl pro Bett eine verstärkte Belastung der am Patienten tätigen Mitarbeiter mit sich (Kühn-Mengel 2009). Dabei ist anzumerken, dass sich im Beobachtungszeitraum die flächendeckende Umsetzung der Psychiatrie-Personalverordnung ab 1991 (PsychPV) zunächst bis 1995 entlastend auf die Arbeit auswirkte, dieser Effekt im

Jahr 2000 jedoch deutlich nachgelassen hatte, was nicht zuletzt auch auf die Veränderung der Rahmendaten der Krankenhausbehandlung zurückzuführen ist, die zum Zeitpunkt der Erarbeitung der PsychPV (Ende der 80-iger Jahre) noch wesentlich niedrigere Fallzahlen und deutlich längere Verweildauern beinhalteten. Hatte in Auswirkung der PsychPV die Personalausstattung der psychiatrischen Kliniken in Deutschland im Jahr 1995 ihren Höhepunkt erreicht, ging sie bis 1998 bundesweit um zehn Prozent zurück; in Brandenburg hatte die Einführung der PsychPV immerhin eine Verbesserung um 24 % bewirken können (Fritze und Schmauß 2001), was allerdings auch ein Licht auf den vor 1991 bestehenden Mangel wirft (vgl. Kap. 2.2.2: Ärzte im Bezirksfachkrankenhaus Lübben 1988).

Die Einschätzung der „Aktion Psychisch Kranke" zur Evaluation der PsychPV kommt zu folgendem Ergebnis: „Erst 1991 – 1995 brachte die Psychiatrie-Personalverordnung (Psych-PV) die grundlegende Verbesserung der Personalsituation in den Psychiatrischen Fachkrankenhäusern und den Psychiatrischen Abteilungen an Allgemeinkrankenhäusern. Damit wurde die Qualität der Behandlung entscheidend verbessert. Immer mehr psychisch kranke Menschen akzeptieren diese Behandlung – ein Anzeichen dafür, dass das Stigma abnimmt, mit dem psychische Erkrankungen und psychiatrische Institutionen belastet sind. Die Problematik der Unterfinanzierung, um die es hier geht, ist nicht ein Problem der Psych-PV, sondern ergibt sich aus der Bundespflegesatzverordnung (BPflV), weil diese die Finanzierung der Personalstellen nach Psych-PV regelt. Die Psych-PV ist ein Erfolg, aber seit die ‚Budget-Deckelung' ab 1996 auch die psychiatrischen Kliniken betraf, nahm die Personalausstattung wieder ab, während die Zahl der behandelten Patienten erheblich anstieg – bei sogar zurückgehenden Bettenzahlen. Neue Aufgaben und Anforderungen sind hinzugekommen. Im Ergebnis bleibt immer weniger Therapeuten-Zeit für die Arbeit mit den Patienten." (Kunze und Schmidt-Michel 2007).

Bei Angabe des „Nutzungsgrades" (vgl. Kap. 2.3) wurde im Gegensatz zur Evaluation der PsychPV-Daten (Gebhardt, Schmidt-Michel und Kunze 2007) dabei nicht zwischen „Planbetten" und „belegten Betten" unterschieden, da in der untersuchten Region eine diesbezügliche Unterteilung nicht erforderlich war (ministerielle Planungsvorgaben wurden zeitnah umgesetzt). Der Nutzungsgrad in den Kliniken der untersuchten Region steigerte sich stetig (Abb. 10), obwohl die Bevölkerung in der Region deutlich schrumpfte (Abb. 6).

Angesichts dieser Entwicklung stellt sich zunächst die Frage, auf welche Faktoren sich diese Entwicklung zurückführen lässt. Nach einer Studie zum demographischen Wandel in Brandenburg (Wendelborn et al. 2007) ist seit 1989 eine nicht unerhebliche Binnenmigration in den engeren Verflechtungsraum Berlin-Brandenburg zu verzeichnen; nach der großen Abwanderungswelle von 1989 – 1991 wandern zunehmend gut ausgebildete Jüngere über die Landesgrenzen in Richtung Westdeutschland (z.B. Hamburg, Bayern) ab. Junge einkommensschwache Personen arbeiten zunehmend als Fernpendler in Skandinavien, Holland, Österreich und der Schweiz. Diese Prozesse werden vornehmlich als Probleme der ländlich strukturierten Räume gesehen. Es wird resümiert: „Es gilt, dass Jugend geht und Alter bleibt. Straßenneubauten und Modernisierungen von Gebäuden wirken vor diesem Hintergrund realitätsfern und fast gespenstisch. Die bestehenden Einfamilienhäuser werden perspektivisch kaum vererbt. Hier wohnen auch sozial Schwächere, die durch ihren schwer verkäuflichen Besitz an die Region gebunden sind. … Die Abwanderung (gerade junger, gut ausgebildeter Frauen im gebärfähigen Alter) stellt ein gravierendes Problem dar. Das demographische Echo hallt hier vernehmlich. Selbst wenn es gelänge, die Geburtenrate deutlich zu steigern, wäre der Verlust der bereits gegangenen Frauen nicht auszugleichen. Es wäre höchstens Stabilität oder langsameres Sinken auf niedrigerem Niveau herzustellen."

Für die Zu- oder Abnahme der psychiatrischen Morbidität in Regionen mit starkem Bevölkerungsrückgang existieren nach Kenntnis des Autors bisher keine vergleichbaren Untersuchungen. Im Vergleich der Jahre 1988 und 1998 fällt bei den Daten der Lübbener Erwachsenenpsychiatrie ein deutlicher Anstieg der Fallzahl diagnostizierter dementieller Syndrome, affektiver Psychosen, Persönlichkeitsstörungen und akuter Anpassungsstörungen auf (Abb. 35). Eine Auswirkung der demographischen Entwicklung liegt bei den dementiellen Syndromen, Anpassungsstörungen und affektiven Störungen nahe. Dass depressive Männer eher unterdiagnostiziert werden und die Risikofaktoren, die zur Entwicklung einer klinisch relevanten depressiven Störung beitragen, einen Großteil sozialer Problematik beinhalten, wurde belegt (Möller-Leimkühler 2008). Dass vermehrt Persönlichkeitsstörungen diagnostiziert wurden, lässt sich nicht eindeutig zuordnen; ein Zusammenhang mit der Veränderung der Therapieangebote und dem damit verbundenen differenzierteren differentialdiagnostischen Blick der diagnostizierenden Ärzte ist zu prüfen (vgl. Kap. 5.2).

5 Diskussion

Was ebenfalls auffällt, ist die relativ konstante Fallzahl bei der diagnostizierten Alkoholabhängigkeit (vgl. Abb. 28 – 30). Hier scheinen sich verkürzte Verweildauer, späterer Zeitpunkt der Intervention und zunehmende Komorbidität gegenseitig auszugleichen.

In der Kinder- und Jugendpsychiatrie schlug der „Wendeknick" gut sichtbar auf das Durchschnittsalter der behandelten Patienten durch (Abb. 48 und 49).

5.2 Entwicklung der Therapieangebote in der Lübbener Erwachsenenpsychiatrie und ihr Einfluss auf die Verschlüsselungsgewohnheiten

Dass die Nachfrage das Angebot bestimmt, scheint bei der medizinischen Versorgungsplanung nicht immer der Fall zu sein; eher das umgekehrte Verhältnis ist belegbar (Krämer und Trenkler 1998). Welchen Einfluss Veränderungen im therapeutischen Setting auf die Verschlüsselungsgewohnheiten ausüben, ist hingegen schwierig zu belegen. Im konkreten Fall der Lübbener Erwachsenenpsychiatrie standen neben den Daten aus dem KIS vor allem eigene Erfahrungen des Autors zur Verfügung, die im Detail durch Interviews mit Mitarbeitern, die im Untersuchungszeitraum bereits am Hause tätig waren, überprüft wurden (Kinze 2010, Schuppan 2009, Stuckatz 2009, Zedler 2010). Das dies eine sehr subjektive Argumentation ist, ist dem Autor bewusst. Daher sollten die Ergebnisse nur mit Vorsicht interpretiert und ggf. generalisiert werden.

Gerade die Lübbener Erwachsenenpsychiatrie erlebte im Gegensatz zur Kinder- und Jugendpsychiatrie am gleichen Haus im Untersuchungszeitraum einen deutlichen Paradigmenwechsel (vgl. Kapitel 4.3). Mit dem Wechsel der Chefärzte 1993/1994 veränderten sich sowohl theoretische Schwerpunkte als auch die praktische Behandlung psychisch kranker Erwachsener deutlich. Seit Ende der 70er Jahre hatte dem damaligen Therapierational einer kustodial geprägten Psychiatrie entsprechend der Sicherungsaspekt Vorrang vor dem Recht des Einzelnen auf individuelle Betrachtung seiner Biographie. Eine wiederholte Visitenerfahrung des Autors bestand darin, dass per definitionem i. R. einer im weitesten Sinne als „agnostisch" zu beschreibenden Sicht auf z. B. Depersonalisations- und Derealisationsphänomene unter Verweis auf die Schneider'schen Psychopathologie betont wurde, dass „… das, was der Psychiater nicht nachvollziehen kann, psychotisch ist." Im Zweifelsfall wurde damit eine

5 Diskussion

Patientin, die über Depersonalisations- oder Derealisationsphänomene berichtete, eher unter dem „Verdacht auf eine Psychose des schizophrenen Formenkreises" (295 ICD-9) als unter „Anpassungsstörung" (309 ICD-9) verschlüsselt. Dass das generell distanzierte Verhältnis der DDR-Psychiater gegenüber psychotherapeutischen Denkansätzen nicht nur in Lübben zu beobachten war, sondern in der DDR durchaus gewisse Verbreitung besaß, wurde von Weise (1990) beschrieben: „Der Ansatz der verstehenden Psychologie, wie er von Jaspers in der ‚Allgemeinen Psychopathologie' als eine dem naturwissenschaftlichen Vorgehen gleichberechtigte Erkenntnisform gefordert wurde, ist in der Breite des Fachgebietes nie realisiert worden."

Ab 1994 wurde neben der zunächst zeitlich begrenzten „partiellen" Öffnung der zuvor geschlossenen Stationen eine intensive Öffentlichkeitsarbeit betrieben, um die Akzeptanz der Klinik in der Bevölkerung zu erhöhen. Angebote wie die „Gedächtnissprechstunde" der Institutsambulanz, Interviews in der lokalen Presse und „Tage der offenen Tür" zur Vermittlung eines verbesserten Psychiatrie-Images hatte es bisher nicht gegeben.

Werden die Diagnosestatistiken im Vergleich 1988 und 1998 betrachtet, finden sich bei den „häufigen Hauptdiagnosen" (Abb. 35) neben der o. g. deutlichen Zunahme bei dementiellen Syndromen, affektiven Psychosen, reaktiven, Persönlichkeits- und Anpassungsstörungen (vgl. Kapitel 5.1) ein deutlicher Rückgang der Anzahl deliranter Syndrome und Schizophreniediagnosen. Das belegt zumindest den Trend, mehr auf die reaktive Genese auffälligen Verhaltens zu achten.
Bei Betrachtung der zusammengefassten Syndromgruppen im zeitlichen Verlauf (Abb. 36 und 37) wird deutlich, dass ab 1995 eine Zunahme an diagnostizierten „Neurosen", „Persönlichkeitsstörungen", „psychosomatischen Erkrankungen" und reaktiven Syndromen zu verzeichnen ist, d. h. ca. ein Jahr nach Amtseinführung des Chefarztes Dr. Rimpel begann sich die Anzahl diagnostizierter „reaktiver" Diagnosen zu erhöhen. Dieser Trend setzte sich bis zum Ende des Untersuchungszeitraums fort.

Dass auch die Anzahl dementieller Syndrome zunahm, ist einerseits mit der demographischen Situation, andererseits auch mit der verstärkten Öffentlichkeitsarbeit der Klinik in der Region zu begründen; die Akzeptanz des Hauses bei der in Frage kommenden Bevölkerung schien ein verstärktes Inanspruchnahmeverhalten mit befördert zu haben.

5 Diskussion

Beim differenzierteren Blick auf die Fallzahl der „reaktiv nichtpsychotischen Syndrome" (Abb. 40) wird nachvollziehbar, dass ab 1994 wesentlich mehr „Persönlichkeitsstörungen", „Neurosen", „Anpassungsstörungen" und „psychosomatische Störungen" diagnostiziert wurden. Dies korreliert einerseits mit der Differenzierung spezifisch diesbezüglicher Therapieangebote (ab 1993 Station 2.5, ab 1998 Station 2.6) und andererseits mit dem nunmehr stärkeren Schwerpunkt des therapeutischen Interesses (s. o.). Die deutliche Abnahme „psychosomatischer" Störungsbilder im Jahr 2000 ist dem Umverschlüsselungseffekt (ICD-10 auf ICD-9) geschuldet.

Die Abb. 40, 42 und 43 illustrieren die Tendenz, Patienten mit „reaktiven" Erkrankungen auch überregional aufzunehmen und zu behandeln. Der deutliche Anstieg bei „somatoformen Störungen" ab 1998 ist mit der Kapazitätserweiterung der gruppenpsychotherapeutischen Angebote erklärbar, die in diesem Jahr stattfand und ein Angebot speziell für Menschen mit psychosomatischen Störungsbildern beinhaltete.

Spielten Persönlichkeitsstörungen bis 1993 im Wesentlichen keine entscheidende Rolle, nahm die Anzahl der so diagnostizierten Patienten seitdem deutlich zu (Abb. 37); wurden 1988 noch 18- und 1993 12-mal die Schlüsselnummer „301" vergeben, waren es im Jahr 2000 bereits 58 Patienten, die so diagnostiziert wurden. Zeitgleich entwickelte sich in Lübben gerade mit den gruppenpsychotherapeutischen Angeboten und der zunehmend verhaltenstherapeutischen Ausrichtung derselben sowohl ein anderer Blick auf die Symptomatik als auch eine zunehmende Bereitschaft, Patienten mit solchen Syndromen aufzunehmen und zu behandeln.

Auch beim Beispiel „Essstörungen" wird deutlich, dass anders diagnostiziert wurde: Wurde bis 1993 bei Essstörungen vorwiegend „Anorexie" diagnostiziert (307.1 ICD-9), verschob sich der Schwerpunkt seitdem deutlich in Richtung „atypische Essstörung" (Abb. 47), worunter auch bulimische und andere Essstörungen subsumiert wurden. Die differenziertere Betrachtung ist der intensiveren Beschäftigung mit reaktiven nichtpsychotischen Störungsbildern zuzurechnen.

5 Diskussion

5.3 Entwicklung der Therapieangebote in der Lübbener Kinder- und Jugendpsychiatrie und ihr Einfluss auf die Verschlüsselungsgewohnheiten

Im Gegensatz zur Erwachsenenpsychiatrie ereigneten sich in der Kinder- und Jugendpsychiatrie im Untersuchungszeitraum keine wesentlichen Veränderungen bezüglich der grundsätzlichen Ausrichtung der Behandlungsangebote; das seit Ende der 70er Jahre entwickelnde stringent verhaltenstherapeutische Herangehen wurde konsequent weiterentwickelt. Unter der Leitung des Chefarztes Dr. W. Kinze wurden die Angebote im „Schulkinderbereich" mit Aufteilung in Diagnostik- und Therapiegruppen erweitert. Unter Nutzung von „token-Systemen" und unter detaillierter Diagnostik von Verhaltens- und Anpassungsstörungen unter dem Gesichtspunkt der Differentialdiagnostik von Aufmerksamkeitsdefizit-/Hyperaktivitätssyndromen (ADHS) im Kindesalter etablierten sich spezialisierte Therapieprogramme. Bei der Behandlung verhaltensauffälliger Jugendlicher wurde der demographischen Entwicklung (vgl. Abb. 6, 7, 48 und 49) Rechnung getragen, indem ab 2001 eine zusätzliche Jugendstation (Station 3.5 eröffnet wurde.

Die Entwicklung der Fallzahl einzelner Hauptdiagnosen (Abb. 52 - 56) lässt bei Beachtung des unveränderten Therapierationals den Schluss zu, dass sich die drastischen Veränderungen zwar auch durch eine veränderte Altersstruktur der Klientel, aber mehr noch durch einen anderen Einflussfaktor ergaben (vgl. 5.4).

5.4 Kostenübernahmepraxis und Diagnosehäufigkeit: Beispiele aus der Lübbener Erwachsenen- und Kinder- und Jugendpsychiatrie

Die „Suchtstation", bis 1998 noch mit 26 Betten Aufnahmekapazität, wurde mit den Strukturveränderungen ab 1998 auf 18 Betten reduziert, was einerseits im Zusammenhang mit der zunehmend restriktiven Kostenübernahmepolitik der Krankenkassen und andererseits mit dem Aufbau der psychiatrischen Abteilungen an den Kreiskrankenhäusern der Region und dem zunehmenden Interesse der somatischen Kliniken an den Suchtpatienten (Wienberg 1994) gesehen wurde: die Patienten „blieben weg" bzw. bekamen nur noch wenige Tage „zur Entgiftung" bewilligt. Das Beibehalten eines Therapiekonzeptes, das sich an den medizinischen Bedürfnissen der Patienten orientierte, wurde zusehends schwierig (Böhme 2002). Dabei spielte die sogenannte „Berliner 7-Tage-Regelung" eine

entscheidende Rolle, nach der viele Krankenkassen die Meinung vertraten, dass Maßnahmen, die über eine reine „Entgiftung" des Patienten hinausgehen, bereits Rehabilitationsmaßnahmen seien und daher von den Rentenversicherungsträgern getragen werden müssten. Untersuchungen aus Berlin zeigen, dass die Verweildauern von 1993 bis 1999 von 22 auf 12 Tage sanken (Sieber et al. 2003).
In Lübben ist bei den „Sucht"-Diagnosen (Abb. 38 und 39) im Jahr 1993 eine deutliche Veränderung der Anzahl verschlüsselter Entzugsdelirien zu beobachten; hier lag ein Zusammenhang mit dem Kostenübernahmeverhalten der Krankenkassen und dem Versuch des damaligen Oberarztes des Suchtbereiches vor, der durch Verschlüsselung auch unkomplizierter Alkoholentzugssyndrome mit der Nummer „291" Kostenübernahmen erwirken wollte, die unter Verschlüsselung mit „303" nicht wahrscheinlich waren. Es blieb bei diesem einen Versuch.

In der Kinder- und Jugendpsychiatrie waren ebenfalls Probleme bei der Kostenübernahme Auslöser für ein Umdenken betreffs des Verschlüsselungsverhaltens. Auffälligkeiten im Verhalten lassen sich sowohl unter „Psychogene Reaktionen (Anpassungsstörungen)" als 309.x ICD-9 verschlüsseln als auch unter „Hyperkinetisches Syndrom des Kindesalters" als 314.x ICD-9. Gleichzeitig ist die Verschlüsselung von „Störungen des Sozialverhaltens" (312 ICD-9) ebenso unter „Anpassungsstörung" (309.x ICD-9) möglich, werden Längsschnittverlaufs- und weitere Trennkriterien nicht besonders berücksichtigt (Abb. 52 - 56). Zwischen 1995 und 2000 gab es Probleme bei der Kostenübernahme für Kinder und Jugendliche mit Verhaltensstörungen (312, 313, 314 ICD-9); die Kosten für die stationäre Behandlung von Verhaltensstörungen wurden generell durch die Krankenkassen nicht oder nur mit Schwierigkeiten übernommen. Die verschlüsselnden Ärzte reagierten und verschlüsselten in solchen Fällen häufiger die Nummer 309.3 ICD-9 („Anpassungsstörung vorwiegend im Sozialverhalten") oder die 309.4 ICD-9 („Anpassungsstörung im Sozialverhalten und mit emotionaler Symptomatik"), was der Beschreibung des Syndroms bei wohlwollender Betrachtung keinen Abbruch tat und zur Folge hatte, dass Kosten relativ unproblematisch übernommen wurden. Nach Umstellung auf ICD-10, die eine anderer diagnostische Differenzierung ermöglichte, gab es diesbezüglich keinen Handlungsbedarf mehr (vgl. Kap. 5.5).

5 Diskussion

5.5 Die Umstellung von ICD-9 auf ICD-10 und ihre Auswirkungen auf die Kostenübernahmepraxis der Krankenkassen

Was auffällt, ist die Veränderung der Diagnosehäufigkeiten in Lübben im Jahr 2000 sowohl in der Erwachsenen- als auch in der Kinder- und Jugendpsychiatrie. Bei kinder- und jugendpsychiatrischen Diagnosen (vgl. Abb. 52 - 56) ist nach Umverschlüsselung von ICD-10 auf ICD-9 bei den verhaltensassoziierten Störungsbildern (309, 312, 314 ICD-9) eine Angleichung an die Größenordnung der Fallzahl von 1994 zu beobachten. Im praktischen Alltag hieß dies nichts anderes, als dass durch die Einführung der ICD-10 das „alte" Problem der Kostenübernahme für „Verhaltenauffälligkeiten" nicht mehr existierte. Durch die Zusammenfassung in andere Kategorien übernahmen die Kassen die Behandlungskosten nach dem neuen Diagnoseschlüssel ohne Probleme.

Es wird deutlich, dass die Kostenübernahmepraxis nach den Regeln des SGB V und der Pflegesatzverordnung einen anderen Umgang mit der Diagnosevergabe nach sich zog. Waren vor 1990 weitgehend medizinisch-fachliche bzw. soziale Erwägungen die Basis diagnostischer Zuordnung, führten nach 1990 zunehmende Probleme bei der Kostenübernahme für bestimmte Diagnosenummern zu einzelnen Versuchen, durch einen „kreativen" Umgang mit den Diagnosen kurzfristige Pseudolösungen zu generieren (vgl. Abb. 38 und 39), was sich im Diagnosespektrum, der Fallzahl und der Verweildauer dieser Jahre abbildet.

5.6. Diskussion der Methodik und der Grenzen der Untersuchung

5.6.1 Diskussion der Diagnoseerhebung

Diagnosis certa ullae therapiae fundamentum? - Die Evidenz diagnostischer Entscheidungen ist gerade im Fachgebiet der Psychiatrie/Psychotherapie Gegenstand anhaltender Diskussion. Dass der Begriff der Diagnose mehrere Betrachtungsebenen beinhaltet, die ihre Eigendynamik entfalten, sobald sie nicht bewusst in die diagnostischen Überlegungen einbezogen werden, ist seit langer Zeit untersucht worden; bereits Kant beschrieb die Problematik des „objektiven Urteils" vs. „subjektiver Beurteilung" (Döring 2004). Nach Bernoulli („Prinzip des zu erwartenden Nutzens" hinsichtlich der Entscheidungsfindung) muss davon ausgegangen werden, dass ein Entscheider sich diesen Prinzipien unterzuordnen hat, ob es ihm passt oder nicht (Wiese 2001). Bereits Kaminski hat 1970 das Einbeziehen der kognitiven Prozesse des Untersuchers in die Diagnosefindung beschrieben. Kanfer und Saslow definierten 1974: „Das erstrebenswerteste Klassifikationssystem ist jenes, welches aufgrund einiger weniger herausragender Charakteristika einer Person höchst genaue Vorhersagen vieler entscheidender Verhaltensweisen erlaubt, einschließlich Reaktionen auf bestimmte Behandlungsarten, Wahrscheinlichkeit des Auftretens verschiedener unerwünschter Verhaltensweisen und Ausmaß der sozialen Anpassung."

Ein Klassifikationssystem, das eine Diagnose als Ergebnis der Zuordnung einer beobachteten Symptomatik nach einer linearen Entscheidungskette „zugehörig - nicht zugehörig" zu einem taxonometrischen System von Krankheiten definiert, muss folgenden Grundsatzkriterien wissenschaftlicher Theorien genügen (Hempel 1977):

- eine klare Spezifikation der Grundkonzepte,
- eine Menge theoretischer Annahmen (Gesetze, Hypothesen),
- eine empirische Interpretation der Theorie durch Operationalisierung oder allgemeine bzw. statistische Aussagen, die einen Zusammenhang zwischen theoretischen Konzepten und beobachtbaren Ereignissen herstellen,
- eine prinzipielle Überprüfbarkeit der Theorie.

Diesen Forderungen versuchen moderne Klassifikationssysteme wie die ICD-10 zu entsprechen, indem sie nicht mehr vorwiegend Krankheitsentitäten (vgl. ICD-9), sondern Faktoren definieren, die in unterschiedlicher Zusammen- und Nebeneinandersetzung ein weit breiteres Spektrum der Klassifikations- und Abbildungsmöglichkeiten einer konkreten Symptomatik bieten, als die vorherigen, eher nosologisch orientierten Systeme. Sie beinhalten jedoch ebenfalls Fallstricke hinsichtlich ihrer Anwendbarkeit im Einzelfall und hinsichtlich ihrer Auswirkungen auf die Vergleichbarkeit diagnostischer Entscheidungen; die klare Definition eines Krankheitsbegriffs und vor allem die sich daraus ergebenden therapeutischen Konsequenzen hinsichtlich der Funktionalität der Störung sind auch hier nur unscharf abzuleiten.

Ein grundsätzliches deduktionistisches Problem besteht gerade im Fach Psychiatrie und Psychotherapie darin, dass lebende Systeme (so Patienten als solche verstanden werden), eine Komplexität aufweisen, die sich mit linearen Ursache-Wirkungs-Beziehungen nur unzureichend verstehen lassen, so dass es eine in den Naturwissenschaften (etwa im Bereich der Makrophysik) längst

5 Diskussion

akzeptierte Tatsache ist, „... dass nicht nur gleiche Ursachen gleiche Wirkungen haben, sondern daß auch ähnliche Ursachen ähnliche Wirkungen haben. Auch bei der Beobachtung dynamischer und prozesshafter Entwicklungen in biologischen Kontexten (z.B. bei der Beobachtung von Veränderungen in Populationen) zeigt sich, dass minimale Veränderungen des inputs starke Reaktionen zufolge haben und vice versa ... Dieses Faktum ist unverträglich mit der etwa in der experimentellen Psychologie zugrundeliegenden - meist impliziten - Annahme der starken Kausalrelation. ... Allerdings darf darunter nicht verstanden werden, dass wir es mit 'dummen' Systemen zu tun haben, vielmehr liegt es am (Außen-) Beobachter bzw. dessen unvollständigem Repräsentationssystem, dass Prognosen im Bereich des Psychischen so schwer möglich sind." (Stangl 1989).

Bei der Betrachtung der erhobenen Diagnosestatistiken aus der Lübbener Klinik fällt auf, dass der subjektive Faktor nach Bernoulli (Wiese 2001) und Kaminski (1970) (subjektiver Nutzen: Werden für gerade diese Diagnose auch die Kosten übernommen? Schulen- bzw. settingspezifischer „Tunnelblick" des Untersuchers: Wie kann die Diagnose kompatibel zum Therapiesetting sein, das ich vertrete?) für Veränderungen in den Daten zu sorgen scheint, die sich nicht anders als durch die subjektiven Begleiteffekte im Rahmen einer diagnostischen Zuordnung erklären lassen.

Dass auch die Anwendung operationalisierter Testverfahren kein Garant dafür sein kann, sicher eine „objektive Diagnose" stellen zu können, beschrieben Kanfer, Reinecker und Schmelzer 1996: "Die Selektion diagnostischer Verfahren in Abhängigkeit von ihrem Verwendungszweck wird deswegen betont, um einen Kontrast zu schaffen zu der manchmal üblichen Praxis, Standard-Testbatterien nach Art eines ‚Fischzuges' durchzuführen, bei dem der Therapeut ... zunächst per Zufall sein Netz auswirft in der Hoffnung, dass sich aus dem Muster der Testergebnisse wichtige Problemstellungen, Konflikte oder Defizite schon irgendwie automatisch ergeben werden. Wir plädieren dafür, diagnostische Maßnahmen und Tests nur anzuwenden, um spezifische, vorher formulierte Fragestellungen zu überprüfen und zu beantworten. ... Neben Überlegungen der Therapeuten können auch ‚fremde' Interessen (z. B. überweisende Instanzen, Kostenträger, Krankenversicherung, externe Qualitätskontrollen) bei der Auswahl eine Rolle spielen."

5.6.2 Zur Problematik der Hauptdiagnosen

Zur Untersuchung der Diagnosespektren der Klinik Lübben wurden ausschließlich Hauptdiagnosen herangezogen. Dadurch gingen möglicherweise Fakten verloren, die zwar in ihrer Fülle den Rahmen der Arbeit extrem vergrößert, die möglichen Fragestellungen exponentiell vermehrt, das Ziel der Untersuchung jedoch (einen Eindruck über die Auswirkungen mehrerer Wirkfaktoren in einem relativ großen Versorgungsgebiet zu vermitteln) möglicherweise verfehlt hätten. Auch stößt das Einbeziehen der Nebendiagnosen auf technische Probleme; nicht selten war die Zuordnung als Haupt- oder Nebendiagnose im sich ab 1992 neu etablierenden EDV-System vor allem in den ersten Jahren fehlerbehaftet und nicht ausreichend durch diesbezüglich bindende Festlegungen abgesichert. So wurden die Entlassungsdiagnosen auf den Entlassungsmitteilungen der Reihe nach erfasst; die oben auf der Liste des Erfassungsbogens stehende Diagnose wurde durch die Patientenverwaltung als Hauptdiagnose identifiziert; die folgenden Schlüsselnummern verwandelten sich automatisch in Nebendiagnosen. Dieser Umstand war den meisten verschlüsselnden Ärzten zu Beginn nicht bekannt; eine diesbezügliche Diskussion kam erst im Lauf der Jahre in Gang.

5.6.3 Umverschlüsselung von ICD-10 auf ICD-9

Die Publikation des neuen Diagnoseschlüssels ICD - 10 im Jahre 1991 löste auch in der Lübbener Klinik unterschiedliche Reaktionen aus: Einerseits als längst überfällig begrüßt, wurde sie andererseits heftig abgelehnt. Die Abkehr vom herkömmlichen „Krankheits"-Begriff zugunsten eines „Störungs"-Konzeptes wurde kritisiert, da dadurch eine Aufweichung des bisher bestehenden ätiologisch beeinflussten Ordnungsprinzips der ICD-9 mit der Konsequenz der „Verwässerung" der Krankheitsentitäten angenommen wurde (z. B. „Neurose" vs. „Psychose"); auch wirtschaftliche Konsequenzen wurden befürchtet („Krankenkassen zahlen für Krankheiten, nicht für Störungen." – Kinze 2010).

Anlässlich des Wechsels der Klassifikationssysteme und dessen zwingender, weil abrechnungsrelevanter Umsetzung ab 2000 wurde auch kritisch argumentiert, dass ICD-10 und DSM IV ein Dilemma generiert hätten: „Zehntausende deutschsprachiger Psychiater und Psychiaterinnen befleißigen sich einer Art doppelter Buchführung, die wir unseren schizophreniekranken Patienten

5 Diskussion

nachsagen: Sie reden in ICD-10 und denken in ICD-9 ..." (Finzen 2000).

Auf der anderen Seite bot die neue Klassifikation neben schulenunabhängiger Anwendbarkeit mehrere weitere Vorteile:

- Es ergab sich die Möglichkeit einer viel feineren Differenzierung hinsichtlich der Phänomenologie,
- es wurde berücksichtigt, dass gerade im Bereich der Psychopathologie der Ausprägungsgrad der Symptomatik über die „Krankheitswertigkeit" mit entscheidet, was durch die Einführung handhabbarer diagnostischer Leitlinien diesbezügliche Entscheidungsprozesse erleichterte, und
- es bestand nun die Chance einer mehrfach-Kategorisierung mit multiaxialer Ausrichtung, die einer Annäherung an die Struktur des DSM - IV entsprach.

Da für das Jahr 2000 Diagnosen zunächst noch nach ICD-9, dann nach ICD-10 verschlüsselt worden waren, ergab sich aus Gründen der Vergleichbarkeit der vorliegenden Daten die Erfordernis der Umverschlüsselung. War diese zunächst dem Bedarf des Autors geschuldet, möglichst effektiv Daten unterschiedlicher Jahre vergleichen zu können und dabei lediglich ein Jahr (2000) berücksichtigen zu müssen, führte diese Herangehensweise retrospektiv zu vorab nicht vermuteten Ergebnissen, die unter Kapitel 5.5 beschrieben wurden.

6 Zusammenfassung

In der vorliegenden Untersuchung wird an Hand der Diagnosestatistiken der Jahre 1988 und 1992 – 2000 nachvollziehbar, dass diese mitunter mehr über diejenigen aussagen, die verschlüsseln, als über diejenigen, die per Klassifikation die Schlüsselnummer einer Diagnose zugeordnet bekommen. Subjektive Besonderheiten der Untersucher und äußere Zwänge (wie Kostenübernahmebeschränkungen bei bestimmten Diagnosen) verändern die Art und Weise der Verschlüsselung. Sowohl die Angebotsstrukturen und deren Veränderung als auch die Kostenübernahmepraktiken der Krankenkassen hatten zumindest in den untersuchten Kliniken bei ausgewählten Syndromgruppen bzw. einzelnen Störungsbildern einen wesentlichen Einfluss auf das Verschlüsselungsverhalten der Ärzte.

In der Lübbener Erwachsenenpsychiatrie wird deutlich, dass Veränderungen der Angebotsstruktur mit einer Hinwendung zu psychotherapeutisch geprägter Behandlung das Diagnosespektrum deutlich beeinflussten. Gleichzeitig bewirkte die Kostenübernahmepraxis der Krankenkassen zeitlich zuzuordnende Veränderungen in der Diagnosehäufigkeit dergestalt, dass Diagnosen mit Kostenübernahmeproblemen deutlich weniger gestellt wurden als Diagnosen, für deren Behandlung unkomplizierter Kosten übernommen wurden. Besonders deutlich ist dieses Phänomen bei der Verschlüsselung alkoholassoziierter Erkrankungen zu beobachten.

Werden in der Lübbener Klinik für Kinder- und Jugendpsychiatrie die Diagnosestatistiken betrachtet, fällt mit dem Wechsel des Klassifikationssystems eine überzufällig deutliche Veränderung der Anzahl der Diagnosen auf, die mit Verhaltensauffälligkeiten assoziiert sind und deren Kostenübernahme vor dem Wechsel des Klassifikationssystems im Jahr 2000 problematisch war.

Damit wird belegt, dass ein direkter Zusammenhang zwischen Entgelt und diagnostischer Zuordnung (wie im geplanten pauschalierenden Entgeltsystem für Psychiatrie und Psychosomatik) das Risiko birgt, dass Diagnosestatistiken weniger die Morbidität in der untersuchten Region, sondern mehr die Prioritäten des Vergütungssystems abbilden. Gleichzeitig wird nachvollziehbar, dass in der Psychiatrie die Struktur der Therapieangebote das Inanspruchnahmeverhalten der Patienten beeinflusst.

6 Zusammenfassung

Parallel wurde die wechselvolle Geschichte der Psychiatrie zwischen 1988 und 2000 aus dem spezifischen Blickwinkel einer Klinik im Osten Deutschlands versucht festzuhalten.

7 Literaturverzeichnis

Arbeitsgruppe Psychiatrie der obersten Landesgesundheitsbehörden (76. Gesundheitsministerkonferenz): Bestandsaufnahme zu den Entwicklungen der Psychiatrie in den letzten 25 Jahren. o. Hrsg., o. Verl., Chemnitz 2003

Ausschuss für Angelegenheiten der psychiatrischen Krankenversorgung des Landes Sachsen-Anhalt: 6. Bericht des Ausschusses für Angelegenheiten der psychiatrischen Krankenversorgung des Landes Sachsen-Anhalt. o. Hrsg., o. Verl., Halle/Saale 1999

Belwe K (1992): Zur psychosozialen Befindlichkeit der Menschen in den neuen Bundesländern ein Jahr nach der Vereinigung. BISS-public 8, 5-24

Böhme E (2002): Zur Begriffsverwirrung bei der Entzugsbehandlung Alkoholabhängiger. Sucht 5, 388–392

Böhme E: persönliche Mitteilung o. Hrsg., o. Verl., o. O. 2010

Boshold A: Industrie-Tourismus im Lausitzer Braunkohlerevier. Perspektiven zum Strukturwandel einer ostdeutschen Industrieregion. 1. Auflage; Trescher Verlag, Berlin 1999

Braun B, Buhr P, Klinke S, Müller R, Rosenbrock R: Pauschalpatienten, Kurzlieger und Draufzahler – Auswirkungen der DRGs auf Versorgungsqualität und Arbeitsbedingungen im Krankenhaus. 1. Auflage; Verlag Hans Huber, Bern 2010

Bruckenberger E: Die stationäre Krankenversorgung nach der Gesundheitsreform 2000; In: www.bruckenberger.de; o. Verl., o. O. 2000

Bundesanstalt f. Arbeit, Arbeitsamt Cottbus (2001): Antwort auf schriftliche Anfrage nach Arbeitslosenquoten abhängiger ziviler Erwerbspersonen nach Verwaltungsbezirken in Prozent in den Landkreisen Dahme-Spreewald, Elbe-Elster, Oberspreewald-Lausitz, Spree-Neiße, Stadt Cottbus und Land Brandenburg von 1991 - 2000

Christmann U: persönliche Mitteilung o. Hrsg., o. Verl., o. O. 2001

Döring E: Immanuel Kant: Einführung in sein Werk. 1. Auflage; Marix Verlag, Wiesbaden 2004

Eichberger G (2001): Zum Problem der Planung stationärer psychiatrischer Einrichtungen. Patientenströme in ein psychiatrisches Großkrankenhaus nach Errichtung einer dezentralen psychiatrischen Abteilung im selben Einzugsgebiet. Krankenhauspsychiatrie 12, 60-65

Frey O: Psychiatrie und Gesellschaft am Beispiel der DDR. Mag. Arb. Berlin 1999

Fintzen A (2000): Modernisierung und Moden der Psychiatrie. Psychiat Prax 2000; 27, 53-54

Fritze J, Schmauß M (2001): Psychiatrie und Psychotherapie: Bedarfsplanung überdenken. Dtsch Ärztebl 98, 2630-2631

Giese P: Kommunale Selbstverwaltung und Wirtschaftsförderung. Eine qualitative Studie in Brandenburg. 1. Auflage; Leske & Budrich Verlag 1999

Giese E (2000): Starker Impuls zum Trialog. Soc Psychiatry 1, 2-3

Groeben N, Westmeyer H: Kriterien psychologischer Forschung. Juventa Verlag, München 1975

Groß FR: Jenseits des Limes. 40 Jahre Psychiater in der DDR. Edition Balance, Psychiatrie Verlag, Bonn 1996

Hempel C.G.: Aspekte wissenschaftlicher Erklärung. 2. Auflage; de Gruyter, Berlin 1977

Höck K: Konzeption der intendierten dynamischen Gruppenpsychotherapie. In: J. Ott: Theoretische Probleme der Gruppenpsychotherapie. J. A. Barth Verlag, Leipzig 1981, 13-34

Höck K: Gruppenpsychotherapie in Klinik und Praxis. 1. Auflage; Gustav Fischer Verlag, Jena 1967

Hübener K, Kinze W und Rose W: Von der Armenfürsorge zur medizinischen Behandlung; in: Entwicklungslinien in der Kinder- und Jugendpsychiatrie. Beiträge zum 130-jährigen Bestehen des Asklepios Fachklinikums in Lübben; 1. Auflage; hrsg. v. Kinze W; be.bra Verlag, Berlin 2007, 21-60

Hübener K, Zabel M: „Eine Stadt im Kleinen" – Die Landesklinik Lübben im Wandel der Zeit; in: Brandenburgs Landeskliniken in staatlicher Hand. Geschichte – Gegenwart – Zukunftsperspektiven; hrsg. v. Landesamt für Soziales und Versorgung für die Landeskliniken Brandenburg/Havel, Eberswalde, Lübben und Teupitz; Verlag für Berlin und Brandenburg, Potsdam 2001, 83 – 84

Hülskamp N: Demografischer Wandel – Herausforderung für die Fachkräftesicherung und den Ausbildungsmarkt. Zitiert nach Inhaltsangabe des Vortrages (gehalten am 29. 05.2008) in: 4. Gemeinsamer Erfahrungsaustausch Tourismus Region Harz am 29. Mai 2008 in Bad Harzburg; Inhaltsangabe o. Hrsg., o. Verl., o. O. 2008

Huttner MD: Vorhersage der Verweildauer und der Wiederaufnahme stationär psychiatrischer Patienten. Analyse über einen Zeitraum von 9 Jahren. Med. Diss. München 2006

Jakowatz S: Sozialstrukturveränderungen in Ostdeutschland seit Beginn der Neunziger Jahre. Ibidem-Verlag, Stuttgart 1998

Jaenecke B: Veränderungen des Inanspruchnahmeverhaltens der Klientel der Klinik für Psychotherapie und Psychosomatische Medizin der Universität Leipzig im Zeitraum von 1985 – 1996 vor dem Hintergrund des politischen und soziokulturellen Wandels in Ostdeutschland. Med. Diss. Leipzig 2000

Kalina V persönliche Mitteilung o. Hrsg., o. Verl., o. O. 2001

Kaminski G: Verhaltenstheorie und Verhaltensmodifikation. 1. Auflage; Klett Verlag, Stuttgart 1970

Kanfer FH; Saslow G (1974): Verhaltenstheoretische Diagnostik; in: Diagnostik in der Verhaltenstherapie; hrsg. v. Schulte D; Urban & Schwarzenberg Verlag, München 1974, 24 – 59

Kanfer FH; Reinecker H, Schmelzer D: Selbstmanagement-Therapie. Ein Lehrbuch für die klinische Praxis. 2. Auflage; Springer-Verlag, Berlin 1996

Kinze W: Zur Situation der kinderpsychiatrischen Versorgung im Land Brandenburg. Zusammenstellung für die Landeskrankenhauskonferenz Brandenburg 1991. Unveröffentlichtes Manuskript: o. Verl., o. Hrsg. 1991

Kinze W: persönliche Mitteilung o. Hrsg., o. Verl., o. O. 2010

Klee E: Irrsinn Ost – Irrsinn West. Psychiatrie in Deutschland. 1. Auflage; S. Fischer Verlag 1993

Krämer W, Tränkler G: Lexikon der populären Irrtümer. 17. Auflage; Piper Verlag, München 1998

Kühn-Mengel H: Psychiatrie im Wandel, Herausforderungen, Perspektiven. Zitiert nach Inhaltsangabe des Vortrags: Rede der Patientenbeauftragen der Bundesregierung auf der Psychiatriefachtagung des Forums für Gesundheitswirtschaft e.V. Hannover Congress Centrum am 19.02.2009; o. Hrsg., o. Verl. 2009

Kunze H, Pohl J, Krüger U: Bundesweite Erhebung zur Evaluation der Psychiatrie-Personalverordnung, Schriftenreihe des BMG 99, Baden-Baden 1998, 143-162

Kunze H, Schmidt-Michel PO: Finanzierung der PsychPV-Personalstellen: Brief der Aktion Psychisch Kranke e. V. an Staatssekretär Dr. Klaus Theo Schröder vom 23. Juni 2007; in: Evaluation der Psychiatrie-Personalverordnung. Abschlussbericht zur Psych-PV-Umfrage 2005; hrsg. v. Aktion Psychisch Kranke e. V.; Psychiatrie-Verlag, Bonn 2007, 7-10

Kunze HG: Probleme in der Psychiatrie. Aufnahmebegrenzung in Lübben für Cottbus nicht tragbar. Zitiert nach Pressemeldung in der Lausitzer Rundschau v. 10.01.1995

Kunze HG persönliche Mitteilung o. Hrsg., o. Verl., o. O. 2009

Landesamt für Soziales und Versorgung Brandenburg: Protokoll der Regionalkonferenz der Psychiatrie vom 10.07.1995. o. Hrsg., o. Verl., o. O.,1995

Landkreis Dahme-Spreewald: Psychiatrieplan Landkreis Dahme-Spreewald o. Hrsg., o. Verl., o. O. 2009

Landtag Brandenburg: Antwort der Landesregierung auf die Kleine Anfrage Nr. 1716 der Abgeordneten Christel Dettmann Fraktion der SPD; in: Landtag Brandenburg: Landtagsdrucksache 2/5350: Enthospitalisierung; o. Verl., Potsdam 1998

Lebok U: Die Auswirkungen der demographischen Entwicklung auf die Krankenhausverweildauer in Deutschland. 1. Auflage; Duncker & Humblot Verlag, Berlin 2000

7 Literaturverzeichnis

Lutter S persönliche Mitteilung o. Hrsg., o. Verl., o. O., 2009

Maaz H-J: Der Gefühlsstau. Ein Psychogramm der DDR. 1. Auflage; Büchergilde Gutenberg 1990

Ministerium für Arbeit, Soziales, Gesundheit und Frauen (1997): Verordnung über die Unterbringungseinrichtungen für psychisch Kranke (Unterbringungsverordnung - UBrV) vom 25. August 1997; in: Gesetz- und Verordnungsblatt für das Land Brandenburg II/97, 27, 756-757

Ministerium für Arbeit, Soziales, Gesundheit und Familie des Landes Brandenburg. Öffentlichkeitsarbeit (Hrsg.): Krankenhausbericht 2002. Zur Entwicklung der Krankenhäuser im Land Brandenburg; o. Verf., o. Verl. Potsdam 2002

Ministerium für Arbeit, Soziales, Gesundheit und Familie des Landes Brandenburg. Öffentlichkeitsarbeit (Hrsg.): Dritter Krankenhausplan des Landes Brandenburg. o. Verf., o. Verl. Potsdam 2008

Ministerium für Arbeit, Soziales, Gesundheit und Familie des Landes Brandenburg. Öffentlichkeitsarbeit (Hrsg.): Krankenhausbericht 2008. Zur Entwicklung der Krankenhäuser im Land Brandenburg; o. Verf., o. Verl. Potsdam 2008

Möller-Leimkühler AM (2008): Depression – überdiagnostiziert bei Frauen, unterdiagnostiziert bei Männern? Gynaekol 5, 381–388

Mürner C: Werktätige in geschützter Arbeit. Ein Überblick über vierzig Jahre berufliche Rehabilitation in der DDR.1. Auflage; Bundesarbeitsgemeinschaft Werkstätten für Behinderte e. V., Frankfurt/M. 2007

Munk-Jørgensen P. (1999): Has deinstitutionalization gone too far? Eur Arch Psychiatry Clin Neurosci. 249, 36-43

Remschmidt H, Schmidt MH: Multiaxiales Klassifikationsschema für psychische Störungen. 3. Revidierte Auflage, Huber 1994, 162 - 176

Richter, E. (2001): Psychiatrie in der DDR: Stecken geblieben – Ansätze vor 38 Jahren. Dtsch Arztebl 98, 259

Rose W: Anstaltspsychiatrie in der DDR. Die brandenburgischen Kliniken zwischen 1945 und 1990. 1. Auflage; Bebra-Verlag, Berlin. 2005

Schanz B. (2007): DRG und Psychiatrie. Eine Kataloganalyse der psychiatrischen DRGs und deren Auswirkungen. Psych.Pflege Heute 3, 27-32

Schiefer FF persönliche Mitteilung o. Hrsg., o. Verl., o. O. 2001

Schiefer FF: Die Klinik für Psychiatrie, Psychosomatische Medizin und Psychotherapie. In: Am Puls Sonderausgabe 2/2008; o. Verl., Hrsg. Klinikum Niederlausitz GmbH 2008

Schneider K: Klinische Psychopathologie. 15. Auflage; Thieme, Stuttgart 15. Aufl. 2007

Schützinger B, Theurl E, Winner H (2007): Krankenhausfinanzierung und Verweildauer. Eine empirische Untersuchung am Beispiel der Reform der

Krankenhausfinanzierung in Österreich. ZögU 30, 142-162

Schröder H. & Reschke K: Psychosoziale Gesundheitsrisiken im Transformationsprozeß; in: Chancen und Risiken im Lebenslauf: Beiträge zum gesellschaftlichen Wandel in Ostdeutschland; hrsg. v. Sydow H, Schlegel U und Helmke A; Akademie Verlag, Berlin 1995

Schuppan K persönliche Mitteilung o. Hrsg., o. Verl., o. O. 2009

Sieber E, Binting S, Willich N (2003): Stationäre Entzugsbehandlungen von Patienten mit der Diagnose Alkoholismus in Berlin (1993 - 1999) Gesundheitsw 65, 81-89

Sikorski D (2001): Gemeindepsychiatrische Versorgung im Land Brandenburg. Geschichte – Standorte – Entwicklung. Brandenburgisches Ärzteblatt 11, 384-385

Sikorski D persönliche Mitteilung o. Hrsg., o. Verl., o. O. 2001

Stadt Cottbus, Gesundheitsamt, Dezernat Jugend, Kultur und Soziales: Erster Cottbuser Psychiatrieplan. o. Hrsg., o. Verl., o. O. 2003

Stangl W: Das neue Paradigma der Psychologie. Die Psychologie im Diskurs des Radikalen Konstruktivismus. 1. Auflage; Friedr. Vieweg & Sohn Verlag, Braunschweig 1989

Statistisches Amt der DDR (Hrsg.): Statistisches Jahrbuch der Deutschen Demokratischen Republik '90. 35. Jahrgang. Rudolf Haufe Verlag Berlin 1990

Stuckatz F persönliche Mitteilung o. Hrsg., o. Verl., o. O. 2009

Süß S: Politisch missbraucht? Psychiatrie und Staatssicherheit in der DDR. 3. Auflage; Links Verlag, Berlin 2000

Tellenbach H: Melancholie. Zur Problemgeschichte, Typologie, Pathogenese und Klinik. 1. Auflage; Springer Verlag Berlin 1961

Valdes-Stauber J, Putzhammer A (2008): Zusammenhänge zwischen stationärer Verweildauer und ambulanter Tätigkeit in einer psychiatrischen Fachklinik. Nervenheilkunde 11a, 124-125

Verwaltung Landesklinik Lübben: Landesklinik Lübben. Die Klinik im Spreewald. 1. Auflage; Heimat-Verlag Lübben 2002

v. Weizsäcker V: Der Gestaltkreis: Theorie der Einheit von Wahrnehmen und Bewegen. 6. Auflage; Thieme Verlag, Stuttgart 1996

Weise K: Psychotherapie in der Psychiatrie; in: Psychiatrie im Wandel: Erfahrungen und Perspektiven in Ost und West; hrsg v. Thom A und Wulff E; Psychiatrie Verlag, Bonn 1990, 291-302

Weise K: Ohne Titel, ohne Kittel; in: Psychiatrie in der DDR. Erzählungen von Zeitzeugen; hrsg. v. Müller T, Mitzscherlich B unter Mitarbeit von Böttcher A und Zedlick D; Mabuse Verlag, Frankfurt M. 2006, 145-152

Wendelborn S, Martin M, Hegel RD und Schäfer A: Die mentale Repräsentation

7 Literaturverzeichnis

des demographischen Wandels im Land Brandenburg. Eine empirische Untersuchung. 1. Auflage; Holon e.V. für das kommunalpolitische forum Land Brandenburg e.V., Bernau 2007

Wienberg G: Die vergessene Mehrheit - Struktur und Dynamik der Versorgung Abhängigkeitskranker in der Bundesrepublik; in: Gemeindepsychiatrische Suchtkrankenversorgung - Regionale Vernetzung medizinischer und psychosozialer Versorgungsstrukturen; hrsg. v. Jagoda B, Kunze H und Aktion Psychisch Kranke; Rheinland-Verlag, Köln 1994, 18-38

Wiese H: Entscheidungs- und Spieltheorie. 1. Auflage; Springer Verlag, Berlin 2001

Wittchen HU, Schulte D (1988): Diagnostische Kriterien und operationalisierte Diagnosen. Grundlagen der Klassifikation psychischer Störungen. Diagnostica 34, 3-27

www.ieg-maps.uni-mainz.de (Letzter Aufruf: 11.04.2010)

Zedler M persönliche Mitteilung o. Hrsg., o. Verl., o. O. 2010

8 Anhang

8.1 Abkürzungsverzeichnis

Abb.	Abbildung(en)
Abt.	Abteilung
Art.	Artikel
BA	Bundesarchiv
Bd.	Band, Bände, Bänden
Betr., betr.	Betreff, betreffend, betrifft
Bez.	Bezirk
BKH	Bezirkskrankenhaus
BRAVORS	Brandenburgisches Vorschriftensystem
BRD	Bundesrepublik Deutschland
BSHG	Bundessozialhilfegesetz
Bsp.	Beispiel
bzgl.	bezüglich
DDR	Deutsche Demokratische Republik
Diss.	Dissertation
div.	diverse
Dr.	Doktor
DVAS	Deutsche Verwaltung für Arbeit und Sozialfürsorge
ebd.	ebenda
EE	Landkreis Elbe-Elster
ehem.	ehemalige(r)
FZ	Fallzahl
habil.	habilitiert
Hg., hg.	Herausgeber(in), Herausgegeben
ICD	International Classification of Diseases / Disorders
KIS	Krankenhaus-Informationssystem
LASV	Landesamt für Soziales und Versorgung
LAUBAG	Lausitzer Braunkohle AG
LDS	Landkreis Dahme-Spreewald
Lex.	Lexikon
LPG	Landwirtschaftliche Produktionsgenossenschaft
LVA	Landesversicherungsanstalt

MASGF	Ministerium für Arbeit, Soziales, Gesundheit und Familie
MDK	Medizinischer Dienst der Krankenkassen e. V.
Mitt.	Mitteilung(en)
n.	nach
NVA	Nationale Volksarmee
Österr., österr.	Österreich, österreichisch
OSL	Landkreis Oberspreewald-Lausitz
PD	Privatdozent
Prof.	Professor
PsychKG	Gesetz über Hilfen und Schutzmaßnahmen sowie über den Vollzug gerichtlich angeordneter Unterbringung für psychisch Kranke (Brandenburgisches Psychisch-Kranken-Gesetz – BbgPsychKG)
rev.	revidiert
SBZ	Sowjetische Besatzungszone
SMH	Schnelle Medizinische Hilfe
SPN	Landkreis Spree-Neiße
Tab.	Tabelle
TS	teilstationär
Univ.	Universität, University
VBE	Vollbeschäftigteneinheit
VD	Verweildauer
VEB	Volkseigener Betrieb
versch.	verschieden(e)
VS	vollstationär

8 Anhang

8.2. Schriftliche Befragung der südbrandenburgischen Kliniken

+49-355-462810 CTK-CBS DR. SIKORSKI   297 P01   28.12.01 07:14

Carl-Thiem-Klinikum Cottbus
Akademisches Lehrkrankenhaus der Charité
Klinik für Psychiatrie, Psychotherapie und Psychosomatik
Chefarzt: Dr. med. D. Sikorski
03048 Cottbus, Thiemstr. 111
Tel.: (0355) 46 28 11/Fax: (0355) 46 28 10

TELEFAX-VORBLATT

Empfänger: LK Lübben
Hr Dipl.-Med E. Böhme

Fax-Nr.: 03546 - 29287

Ort: Lübben

Abteilung: Psychiatrie

Bearbeiter: ....

Absender:

Carl-Thiem-Klinikum Cottbus
Lehrkrankenhaus der Charité
Klinik für Psychiatrie, Psychotherapie
und Psychosomatik - Chefarzt
Telefon (0355) 46 - 28 11
Telefax (0355) 46 - 28 10

Hausadresse: Postfachadresse:
Thiemstraße 111   Postfach 10 03 63
03048 Cottbus   03003 Cottbus

Es folgen weitere 1 Seiten.

Falls Sie das Fax nicht ordnungsgemäß erhalten haben, rufen Sie bitte (0355) 46 28 11 an.

Mit freundlichen Grüßen

i. A. Böttcher

8 Anhang

Dipl.-Med. Eberhard Böhme
Facharzt für Neurologie und Psychiatrie
Psychotherapie

Landesklinik Lübben
Klinik für Psychiatrie und Psychotherapie
Luckauer Straße 17, 15907 Lübben
☎ 03546/29287 Fax: 29287

Lübben, den 06. 11. 2001

Herrn
Chefarzt Dr. Sikorski
Carl-Thiem-Klinikum Cottbus
Akad. Lehrkrankenhaus der Charité
Klinik für Psychiatrie, Psychotherapie und
Psychosomatik
Thiemstr. 111

03048 Cottbus

Anfrage zur Klinikentwicklung

Sehr geehrter Herr Chefarzt,
im Rahmen meiner Dissertation (Untersuchung zur Entwicklung der psychiatrisch/psychotherapeutischen Versorgungssituation der Region) bin ich derzeit bemüht, genauere Daten zur zeitlichen Zuordnung der Klinikentwicklung in den Jahren 1992 - 2000 zu sammeln.
Mein Anliegen ist, die Entwicklung der Bettenzahlen (stationär/teilstationär) der Psychiatrischen/Psychotherapeutischen Kliniken der Landkreise LDS, EE, OSL (Nord), SPN und der Stadt Cottbus zu erfassen, um den evt. Einfluss von Arbeitslosigkeit und stationärer Angebotsstruktur auf die Entwicklung psychischer Störungen (Landkreise LDS, EE, OSL, SPN und der kreisfreien Stadt Cottbus) im Zeitraum 1992 bis 2000 beschreiben zu können.

Um das Vorgehen zu erleichtern, erlaube ich mir, folgende Tabelle zum Ausfüllen vorzuschlagen:

Jahr	Betten vollstat.	Betten teilstat.	Fallzahl/Jahr
1992	48	/	853
1993	48	/	885
1994	48	/	902
1995	48	12	1011
1996	56	20	1014
1997	60	20	1208
1998	60	20	1.444
1999	60	20	1.383
2000	60	20	1.482

Sind die offenen Felder der Tabelle ergänzbar?

Vielen Dank für Ihr freundliches Entgegenkommen!

Dipl.-Med. E. Böhme

8 Anhang

31-01-02 09:18 KREISKRANKENHAUS FINSTERWALDE ID=+49 3531 503249 S.01

Dipl.-Med. Eberhard Böhme
Facharzt für Neurologie und Psychiatrie
Psychotherapie

Landesklinik Lübben
Klinik für Psychiatrie und Psychotherapie
Luckauer Straße 17, 15907 Lübben
☎ 03546/29287 Fax: 29287

Lübben, den 06.11.2001

Frau
Chefärztin Dr. med. Christmann
KKH Finsterwalde GmbH
Abt. f. Psychiatrie, Psychotherapie
und Psychosomatik
Kirchstr. 42

03238 Finsterwalde

Anfrage zur Klinikentwicklung

Sehr geehrte Frau Chefärztin,
im Rahmen meiner Dissertation (Untersuchung zur Entwicklung der psychiatrisch/psychotherapeutischen Versorgungssituation der Region) bin ich derzeit bemüht, genauere Daten zur zeitlichen Zuordnung der Klinikentwicklung in den Jahren 1992 - 2000 zu sammeln.
Mein Anliegen ist, die Entwicklung der Bettenzahlen (stationär/teilstationär) der Psychiatrischen/Psychotherapeutischen Kliniken der Landkreise LDS, EE, OSL (Nord), SPN und der Stadt Cottbus zu erfassen, um den ev. Einfluss von Arbeitslosigkeit und stationärer Angebotsstruktur auf die Entwicklung psychischer Störungen (Landkreise LDS, EE, OSL, SPN und der kreisfreien Stadt Cottbus) im Zeitraum 1992 bis 2000 beschreiben zu können.

Um das Vorgehen zu erleichtern, erlaube ich mir, folgende Tabelle zum Ausfüllen vorzuschlagen:

Jahr	Betten vollstat.	Betten teilstat.	Fallzahl/Jahr
1992			
1993			
1994			
1995			
1996			
1997	70		ab 1.9.97 221
1998	70		918
1999	70		994
2000	70		1043

Sind die offenen Felder der Tabelle ergänzbar?

Vielen Dank für Ihr freundliches Entgegenkommen!

31.1.02 Mit freundlichen Grüßen

Dipl.-Med. E. Böhme

Kreiskrankenhaus Finsterwalde GmbH
Abt. für Psychiatrie, Psychotherapie, Psychosomatik
Chefärztin Dr. med. U. Christmann
Kirchhainer Straße 42
03238 Finsterwalde
Tel. 0 35 31/50 32 30

8 Anhang

Kreiskrankenhaus Finsterwalde GmbH

Abt. f. Psychiatrie, Psychotherapie u. Psychosomatik

Chefärztin
Dr. med.
Ute Christmann

Tel.: (03531)503-231
Fax: (03531)503-249

Herrn Oberarzt DM Böhme
Landesklinik Lübben
Luckauer Straße 17
15907 Lübben

21.12.2001

Sehr geehrter Herr Böhme,

Wie gestern telefonisch besprochen hier die Fallzahlen der Klinik für Psychiatrie, Psychotherapie und Psychosomatik am Kreiskrankenhaus Finsterwalde GmbH für die Jahre 1997 bis 2001:

Jahr	Fallzahl
1997 (1.8. bis 31.12.)	285
1998	904
1999	952
2000	1018
2001 (bis 31.11.)	868

Mit freundlichen Grüssen

Dr. med. J. Steuber

8 Anhang

Dipl.-Med. Eberhard Böhme
Facharzt für Neurologie und Psychiatrie
Psychotherapie

Landesklinik Lübben
Klinik für Psychiatrie und Psychotherapie
Luckauer Straße 17, 15907 Lübben
☎ 03546/29287 Fax: 29287

Lübben, den 06. 11. 2001

Herrn
Dr. med. Heinze
Leitender Chefarzt
Landesklinik Teupitz
Buchholzer Str. 21

15755 Teupitz

Anfrage zur Klinikentwicklung

Sehr geehrter Herr Chefarzt,
im Rahmen meiner Dissertation (Untersuchung zur Entwicklung der psychiatrisch/psychotherapeutischen Versorgungssituation der Region) bin ich derzeit bemüht, genauere Daten zur zeitlichen Zuordnung der Klinikentwicklung in den Jahren 1992 - 2000 zu sammeln.
Mein Anliegen ist, die Entwicklung der Bettenzahlen (stationär/teilstationär) der Psychiatrischen/Psychotherapeutischen Kliniken der Landkreise LDS, EE, OSL (Nord), SPN und der Stadt Cottbus zu erfassen, um den evt. Einfluss von Arbeitslosigkeit und stationärer Angebotsstruktur auf die Entwicklung psychischer Störungen (Landkreise LDS, EE, OSL, SPN und der kreisfreien Stadt Cottbus) im Zeitraum 1992 bis 2000 beschreiben zu können.
Um das Vorgehen zu erleichtern, erlaube ich mir, folgende Tabelle zum Ausfüllen vorzuschlagen:

KHG-Bereich   Tagesklinik   incl. Tagesklinik

Jahr	Betten vollstat.	Betten teilstat.	Fallzahl/Jahr
1992	303	/	1.455
1993	190	/	1.500
1994	175	/	1.599
1995	175	/	1.831
1996	175	/	2.368
1997	175	/	2.599
1998	169	/	2.904
1999	169	16	3.293
2000	169	16	3.780

Sind die offenen Felder der Tabelle ergänzbar?

Vielen Dank für Ihr freundliches Entgegenkommen!

Dipl.-Med. E. Böhme

LANDESKLINIK TEUPITZ

Akademisches Lehrkrankenhaus
der Freien Universität Berlin

KLINIK FÜR PSYCHIATRIE UND PSYCHOTHERAPIE
Chefarzt: Dr. Martin Heinze
Facharzt für Nervenheilkunde, Psychotherapie

Buchholzer Str. 21, 15755 Teupitz
☎: 033766/66-276/139
Fax: 033766/66128

Herrn
Dipl.-med. E. Böhme
Landesklinik Lübben
Luckauer Straße 17

15907 Lübben

28.11.2001
dr.bu-schu

Sehr geehrter Herr Kollege,

unter Bezugnahme auf Ihr Schreiben vom 06.11.2001 möchten wir Ihnen hiermit in der Anlage die gewünschten Daten über die KHG-Betten- und Fallzahl in der Landesklinik Teupitz übersenden und Ihnen für Ihre interessante Dissertation viel Erfolg wünschen.

Mit freundlichen Grüßen

Dr.med. M. Heinze
Chefarzt

Dr.med. F. Busse
Oberarzt

Anlage

8 Anhang

```
ABS.: LK TEUPITZ PSYCHIATRIE;    +49 33766 66128;    11-DEZ-02 13:41;    SEITE 1/1
```

Busse, Falk

Von: Konetzky, Ute
Gesendet: Dienstag, 10. Dezember 2002 10:11
An: Busse, Falk
Betreff: Fallzahl Tagesklinik

Sehr geehrter Herr Dr. Busse,

folgende Fallzahlentwicklung haben wir in der Tagesklinik zu verzeichnen:

1998 6,5 Fälle (ab November)
1999 51,0 Fälle
2000 68,5 Fälle
2001 66,5 Fälle

Mit freundlichen Grüßen

Ute Koentzky

8 Anhang

Dipl.-Med. Eberhard Böhme
Facharzt für Neurologie und Psychiatrie
Psychotherapie

Landesklinik Lübben
Klinik für Psychiatrie und Psychotherapie
Luckauer Straße 17, 15907 Lübben
☎ 03546/29287 Fax: 29287

Lübben, den 06. 11. 2001

Herrn
Chefarzt Dr. med. F. Schiefer
Klinikum Niederlausitz GmbH
Klinik f. Psychiatrie u. Psychotherapie
Krankenhausstr. 1

01998 Klettwitz

Landesklinik Lübben
Luckauer Str. 17 · ☎ 290
15907 Lübben
£ 3.12.01

Klinikum Niederlausitz GmbH
Klinikbereich Klettwitz
Klinik für Psychiatrie und Psychotherapie
Ernst Thälmann Str. ...
01994 Annahütte
Tel.: 03 57 54/ 12 72

Anfrage zur Klinikentwicklung

Sehr geehrter Herr Chefarzt,

im Rahmen meiner Dissertation (Untersuchung zur Entwicklung der psychiatrisch/psychotherapeutischen Versorgungssituation der Region) bin ich derzeit bemüht, genauere Daten zur zeitlichen Zuordnung der Klinikentwicklung in den Jahren 1992 - 2000 zu sammeln.
Mein Anliegen ist, die Entwicklung der Bettenzahlen (stationär/teilstationär) der Psychiatrischen/Psychotherapeutischen Kliniken der Landkreise LDS, EE, OSL (Nord), SPN und der Stadt Cottbus zu erfassen, um den evt. Einfluss von Arbeitslosigkeit und stationärer Angebotsstruktur auf die Entwicklung psychischer Störungen (Landkreise LDS, EE, OSL, SPN und der kreisfreien Stadt Cottbus) im Zeitraum 1992 bis 2000 beschreiben zu können.

Um das Vorgehen zu erleichtern, erlaube ich mir, folgende Tabelle zum Ausfüllen vorzuschlagen:

Jahr	Betten vollstat.	Betten teilstat.	Fallzahl/Jahr
1992	37	10	327
1993	"	"	320,5
1994	"	"	305
1995	50	25	607
1996	"	"	501
1997	64	"	657
1998	"	"	704
1999	"	"	710
2000	"	"	772

Sind die offenen Felder der Tabelle ergänzbar?

Vielen Dank für Ihr freundliches Entgegenkommen!

Dipl.-Med. E. Böhme

8 Anhang

Klinikum Niederlausitz GmbH
Senftenberg, Kostwitz, Lauchhammer

Stabsstelle Controlling
Ingrid Szadzik

Fallzahlen Psychiatrie

Sehr geehrte Frau Kunkel,

anbei die tabellarisch augelisteten Fallzahlen der Psychiatrie von 92 bis 2000 nach stationär und teilstationär aufgeschlüsselt.

Mit freundlichen Grüßen

	1992	1993	1994	1995	1996	1997	1998	1999	2000
stationärer Bereich	327	263	249	484	528	453,5		470	576
teilstationärer Bereich		57,5	58	123	170	203,5		130	146

8 Anhang

Dipl.-Med. Eberhard Böhme
Facharzt für Neurologie und Psychiatrie
Psychotherapie

Landesklinik Lübben
Klinik für Psychiatrie und Psychotherapie
Luckauer Straße 17 15907 Lübben
☎ 03546/29287 Fax: 29217

Lübben, den 06.11.2001

Herrn
Chefarzt Dr. med. V. Kalina
Krankenhaus Spremberg GmbH
Karl-Marx-Str. 30

03130 Spremberg

Anfrage zur Klinikentwicklung

Lieber Volker,

im Rahmen meiner Dissertation (Untersuchung zur Entwicklung der psychiatrisch/psychotherapeutischen Versorgungssituation der Region) bin ich derzeit bemüht, genauere Daten zur zeitlichen Zuordnung der Klinikentwicklung in den Jahren 1992 - 2000 zu sammeln.
Mein Anliegen ist, die Entwicklung der Bettenzahlen (stationär/teilstationär) der Psychiatrischen/Psychotherapeutischen Kliniken der Landkreise LDS, EE, OSL (Nord), SPN und der Stadt Cottbus zu erfassen, um den evtl. Einfluss von Arbeitslosigkeit und stationärer Angebotsstruktur auf die Entwicklung psychischer Störungen (Landkreise LDS, EE, OSL, SPN und der kreisfreien Stadt Cottbus) im Zeitraum 1992 bis 2000 beschreiben zu können.

Um das Vorgehen zu erleichtern, erlaube ich mir, folgende Tabelle zum Ausfüllen vorzuschlagen:

Jahr	Betten vollstat.	Betten teilstat.	Fallzahl/Jahr	TKL
1992	35	—	384	
1993	35	—	344	
1994	40	8	559	+23
1995	49	8	701	+27
1996	49	12	734	+32,5
1997	49	12	939	+76
1998	49	12	998	+75
1999	49	12	937	+84
2000	49	30	954	+168

Sind die offenen Fehler der Tabelle ergänzbar?

Vielen Dank für Ihr freundliches Entgegenkommen!

Dipl.-Med. E. Böhme

Danksagung

Ich danke Herrn Prof. Dr. med. Stefan Kropp für seine Unterstützung und sein persönliches Engagement.

Mein Dank gilt allen Kolleginnen und Kollegen, die mir geholfen haben, viele Einzelheiten ihres Arbeitsalltags in diese Arbeit zu integrieren, insbesondere Frau Dr. phil. K. Hübener und Herrn Dr. med. habil. W. Kinze.

Besonders danke ich meiner Frau Franka für ihre Bestätigung, ihre Geduld und dafür, dass sie mir den Mut gab, dieses Vorhaben trotz vieler Zweifel meinerseits abzuschließen.

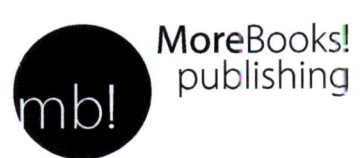
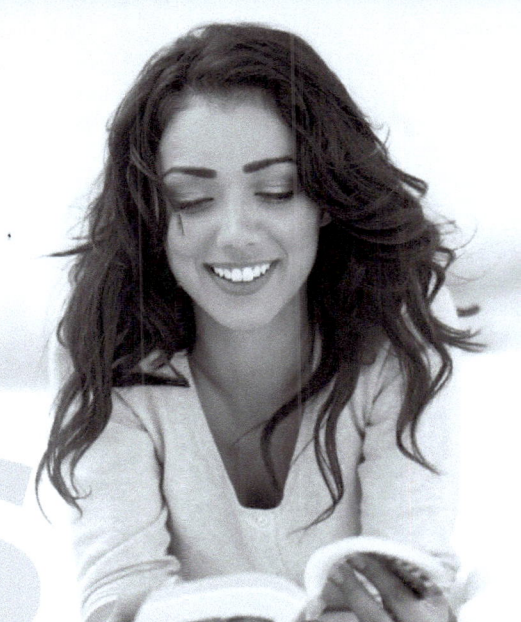

i want morebooks!

Buy your books fast and straightforward online - at one of world's fastest growing online book stores! Environmentally sound due to Print-on-Demand technologies.

Buy your books online at

www.get-morebooks.com

Kaufen Sie Ihre Bücher schnell und unkompliziert online – auf einer der am schnellsten wachsenden Buchhandelsplattformen weltweit! Dank Print-On-Demand umwelt- und ressourcenschonend produziert.

Bücher schneller online kaufen

www.morebooks.de

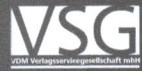

VDM Verlagsservicegesellschaft mbH
Heinrich-Böcking-Str 6-8   Telefon: +49 681 3720 174   info@vdm-vsg.de
D - 66121 Saarbrücken   Telefax: +49 681 3720 749   www.vdm-vsg.de

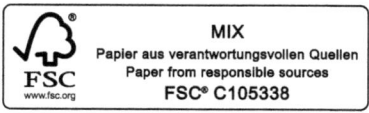

Printed by Books on Demand GmbH, Norderstedt / Germany